Arunesh Singh
Rishibha Bhardwaj
Mahinder Singh Chauhan

Distalização molar em ortodontia

Arunesh Singh
Rishibha Bhardwaj
Mahinder Singh Chauhan

Distalização molar em ortodontia

Uma abordagem sem extração para a correção da Classe II

ScienciaScripts

Imprint

Any brand names and product names mentioned in this book are subject to trademark, brand or patent protection and are trademarks or registered trademarks of their respective holders. The use of brand names, product names, common names, trade names, product descriptions etc. even without a particular marking in this work is in no way to be construed to mean that such names may be regarded as unrestricted in respect of trademark and brand protection legislation and could thus be used by anyone.

Cover image: www.ingimage.com

This book is a translation from the original published under ISBN 978-620-7-64975-4.

Publisher:
Sciencia Scripts
is a trademark of
Dodo Books Indian Ocean Ltd. and OmniScriptum S.R.L publishing group

120 High Road, East Finchley, London, N2 9ED, United Kingdom
Str. Armeneasca 28/1, office 1, Chisinau MD-2012, Republic of Moldova, Europe
Printed at: see last page
ISBN: 978-620-7-68658-2

Índice

Introdução

Os avanços na mecanoterapia e as alterações nos conceitos de tratamento reduziram ou minimizaram a necessidade de extração em discrepâncias graves. Várias técnicas são atualmente utilizadas na terapia sem extração no tratamento de uma má oclusão.

No início dos anos 90, as terapias de não conformidade, sob várias formas, tornaram-se mais proeminentes do que nunca. Uma das terapias de não conformidade e um conceito bastante recente é a *DISTALIZAÇÃO MOLAR* que tem sido utilizada eficazmente na correção da má oclusão.

O conceito de movimentação distal dos dentes posteriores superiores tem uma longa história ortodôntica. Depois que os primeiros estudos cefalométricos mostraram que pouco ou nenhum movimento distal dos molares superiores era produzido pelo tratamento elástico de classe II daquela época, o aparelho extrabucal foi reintroduzido como um meio de mover os molares superiores para trás. Como a colaboração do paciente desempenha um papel importante no sucesso da terapia com aparelhos extrabucais, um sistema de aparelhos independente da cooperação do paciente era a necessidade do momento e, então, surgiram os distalizadores intrabucais de molares. Entre os aparelhos intra-orais, foram introduzidos dois tipos, um de ação bucal e outro de ação palatina.

Ao conceber um aparelho distalizador de molares, devem ser tidos em conta determinados princípios descritos por Burstone.

- Magnitude das forças e dos momentos
- Relação momento/força
- Constância de forças e momentos
- Fricção do suporte
- Facilidade de fabrico
- custo

INDICAÇÕES

1. Tratamento sem extração da má oclusão de classe II.
2. Casos de ângulo baixo.
3. Casos de padrão esquelético de classe I.
4. Pacientes com discrepância ligeira do comprimento da arcada.
5. Nos casos em que os primeiros molares permanentes superiores se deslocaram para mesial devido à perda precoce dos molares decíduos.
6. Em pacientes em que estão planeadas extracções de segundos molares ou em que estes ainda não tenham irrompido.

CONTRA-INDICAÇÕES

1. Casos de ângulo elevado.
2. No padrão esquelético de classe II e classe III
3. Mordida aberta esquelética e dentária.

4. Casos de discrepância grave do comprimento da arcada.

CLASSIFICAÇÃO

Os distalizadores de molares podem ser classificados como:

1. EXTRA ORAL

Dispositivos de cabeça - (i) Tração cervical

(ii) Puxão combinado

2. INTRA ORAL

A. Aparelhos amovíveis

B. Aparelhos fixos -

(i) Atuação da Buccaly.

(ii) Atuação palatável.

Aparelhos de atuação Buccaly

I. NiTi super elástico.

II. Mola helicoidal NiTi.

III. Jogo de Jones

IV. Aparelho Lokar.

V. O distalizador rápido de molares de Wilson.

VI. Distalizador de anéis K.

VII. Ímanes.

VIII. C recuperador de espaço.

IX. Aparelho de primeira classe

X. Tala de distalização de molares amovível

XI. Carrerre distalizer.

Aparelhos de ação palatina

    I. Aparelho de jato distal

    II. Aparelho de cricket

    III. Aparelho Nance.

    IV. Distalizador corporal intra-oral.

    V. Aparelho de pêndulo

    VI. Aparelho de pistão

    VII. Aparelho Franzulum.

    VIII. Distalizador de molares simplificado.

VANTAGENS DOS APARELHOS DE ACÇÃO BUCAL

I. Facilidade de colocação.

II. Facilidade de reativação.

VANTAGENS DOS APARELHOS DE ACÇÃO PALATINA

I. A força distalizadora actua mais perto do centro de resistência das raízes dos molares.

II. A força de impulso criada é, portanto, biomecanicamente mais eficaz.

III. Ancoragem recíproca.

IV. Produz um movimento mais corporal com um mínimo de inclinação.

Perspetiva histórica

O debate sobre a extração/não extração, desde a era Angle até à ortodontia atual, não define uma indicação absoluta para um plano de tratamento específico.

Angle acreditava firmemente na retenção dos dentes fornecidos pela natureza e na moldagem da forma facial através da oclusão.

A fidelidade inflexível de Angle à terapia de não extração baseava-se no seu conhecimento específico do crescimento e desenvolvimento dento-facial e nos conceitos de harmonia da beleza facial. Por outro lado, **Case** defendia as extracções terapêuticas em ortodontia, com base no facto de que uma estrutura hereditária desarmónica e contígua, sobre a qual não temos qualquer controlo, torna impossível a colocação de todos os dentes na arcada, sem que se cumpram os desígnios de uma deformidade hereditária.

A ironia que se seguiu a esse debate acalorado, causando grupismo entre os ortodontistas de todo o mundo, foi tomar um rumo peculiar na forma de discípulos **de Angle**, como **CHARLES TWEED** e **RAYMOND BEGG**, apoiando a necessidade de extrações em Ortodontia.

Depois veio a era das extracções, em que o dogma era "em caso de dúvida, extraia", o que levou a extracções cegas dos pré-molares, resultando em *"faces em forma de prato"*.

Gradualmente, a consciência do perfil dos tecidos moles e os conceitos de função oclusal foram introduzidos na ortodontia, o que fez com que o ortodontista pensasse duas vezes antes de uma extração. Agora estamos num ponto fraco para decidir, extrair ou não extrair e o dogma é "quando em dúvida, não extraia".

A distalização de molares é um dos protocolos de tratamento que pode ser considerado de grande valor em casos com bom perfil facial sem necessidade de extracções. A distalização molar ajuda a alcançar uma relação molar de Classe I, estabelecendo assim as chaves para uma oclusão normal. A distalização dos molares também proporciona espaço para uma maior retração ou desbastamento dos anteriores.

Atualmente, com a mudança do pêndulo para o protocolo de não extração, a distalização molar é uma bênção nas mãos do ortodontista. É importante entender as indicações, os conceitos biomecânicos e as contra-indicações do sistema de aparelhos de distalização molar.

Embora a distalização molar seja milagrosa, a seleção do caso e a seleção do aparelho têm de ser feitas com grande cautela e um conhecimento profundo dos conceitos acima mencionados é uma necessidade absoluta.

Esta Dissertação da Biblioteca é uma compilação de todos os aparelhos distalizadores de molares intra-orais e extra-orais, suas vantagens e desvantagens, citando também os critérios de seleção de casos para cada aparelho.

FORÇAS EXTRA ORAIS

Um dos primeiros métodos de distalização de molares introduzidos e que provou ser eficaz foi a utilização de aparelhos de cabeça.

Embora o uso da ancoragem occipital no tratamento da má oclusão tenha sido demonstrado em 1823 por Gunnel, o uso de forças extra-orais para distalizar o molar superior foi proposto e comprovado por Case em 1921. Case utilizou três aparelhos extra-orais diferentes, todos eles com braquetes deslizantes para causar o menor desconforto possível. A força extra-oral foi utilizada não só para retrair as partes anteriores da maxila e da mandíbula, mas também para distalizar os molares.

COMPONENTES DO EQUIPAMENTO PARA A CABEÇA
Os principais componentes são;

Unidade de aplicação de força: Normalmente um gancho em "J" ou um arco facial que aplica a força no local intra-oral.

Unidade geradora de força: Esta é a unidade ativa. Trata-se normalmente de bandas, molas ou elásticos.

A unidade de ancoragem: A localização depende da direção da força (almofada de pescoço ou touca de cabeça).

As forças são exercidas sobre as arcadas dentárias através de

Arco facial: Aqui as forças são exercidas no 1st molar, onde o arco interno encaixa no tubo vestibular.

Os ganchos em J: Engata a parte anterior do fio do arco.

CAVALOS PARA O ROSTO

Os arcos faciais são geralmente simétricos bilateralmente. Podem também ser assimétricos quando se pretende aplicar forças unilaterais.

O arco facial é composto por;

Arco interior: É feito de fio de aço inoxidável duro de 0,045" ou 0,052". Este fio encaixa nos tubos da banda molar, oclusal aos tubos para o fio da arcada. (Para este efeito, estão disponíveis tubos vestibulares duplos ou triplos pré-formados, que são soldados ou unidos às bandas molares).

O arco exterior: O arco de bigodes - actua como um meio através do qual as forças são transmitidas ao arco interior.

O aparelho extrabucal mais utilizado na distalização de molares é o aparelho extrabucal de tração cervical.

EQUIPAMENTO DE CABEÇA PARA TRACÇÃO CERVICAL

O tipo mais utilizado é o chamado "Kloehn type headger", concebido pelo Dr. Silas J. Kloehn em 1947.

A unidade de ancoragem aqui é a correia do pescoço, que é colocada à volta e atrás do pescoço do doente e está ligada ao cotovelo exterior. A força da correia actua 5°– 10° tangente ao plano oclusal.

A força exercida pelo arnês é também uma componente extrusiva, para além da força distal. Portanto, a força exercida aqui é oclusal. Isso significa que, em pacientes com mordida aberta, o aparelho é contraindicado.

Uma vez que é necessário um movimento corporal e não uma inclinação, foi sugerido que o arco exterior fosse dobrado para cima num ângulo de 15° παρα evitar a inclinação.

CAPACETE DE TRACÇÃO OCCIPITAL

A ancoragem aqui é derivada do occipital, que está quase no mesmo plano que o plano oclusal.

Aqui, as forças são aplicadas paralelamente ao plano oclusal, eliminando as desvantagens de uma extrusão de tração cervical. Isto significa que a força distaliza o molar sem qualquer extrusão ou extrusão indesejada.

Há três decisões importantes a tomar na seleção do equipamento de cabeça. Em primeiro lugar, o local de ancoragem do arnês deve ser escolhido de modo a proporcionar uma componente vertical correcta da força para as estruturas esqueléticas e dentárias. Uma touca de tração alta exercerá uma força superior e distal sobre os dentes e o maxilar. Uma cinta cervical para o pescoço exerce uma força inferior e distal sobre os dentes e as estruturas esqueléticas. Quando a touca e a cinta de pescoço são combinadas, a direção total pode ser variada alterando a proporção da força total fornecida por cada componente. Se cada um deles fornecer forças iguais, a força resultante é ligeiramente ascendente e distal para os dentes e o maxilar. A escolha da configuração do aparelho craniano deve basear-se no padrão facial original. Quanto mais excessivo for o crescimento vertical, maior será a direção de tração e vice-versa.

A segunda decisão é a fixação do aparelho craniano à dentição. O arranjo habitual é um arco facial para tubos nos primeiros molares permanentes. Por fim, deve decidir-se se se pretende um movimento de corpo ou de inclinação dos dentes ou do maxilar. Estima-se que o centro de resistência de um molar se situe na região média da raiz; os vectores de força acima deste ponto devem resultar em movimento distal da raiz. As forças através do centro de resistência do molar devem causar movimento corporal, e os vectores abaixo deste ponto devem causar inclinação distal da coroa. O comprimento e a posição do arco externo do arnês em relação ao centro de resistência, juntamente com a forma de fixação (arnês, cinta de pescoço ou combinação), determinam o movimento do molar.

Uma cinta cervical, um arco exterior alto, curto ou baixo, de comprimento médio, produzirá uma inclinação distal da coroa juntamente com um movimento distal e extrusivo dos molares.

BIOMECÂNICA

ARNÊS DE TRACÇÃO CERVICAL

A figura abaixo ilustra as três possibilidades de aplicação do tração cervical a uma unidade maxilar. A parte superior da figura tem o arco externo baixo. O sistema de forças equivalente no centro de resistência tem um componente extrusivo, um componente distal e um grande momento que tende a inclinar o plano oclusal. Este sistema de forças raramente ou nunca é desejado. O exemplo do meio mostra o arco exterior ajustado de forma a que a linha de ação da força do aparelho de cabeça passe pelo centro de resistência da unidade. O sistema de forças equivalente no centro de resistência tem uma componente extrusiva e distal e não tem momento. O exemplo na parte inferior mostra o arco exterior do dispositivo de tração cervical ajustado a uma altura tal que a linha de ação da força do dispositivo de tração passa distalmente ao centro de resistência da unidade. O arco exterior deve ser longo. O sistema de força equivalente no centro de resistência tem um componente extrusivo, um componente distal e um grande momento que tende a achatar o plano oclusal.

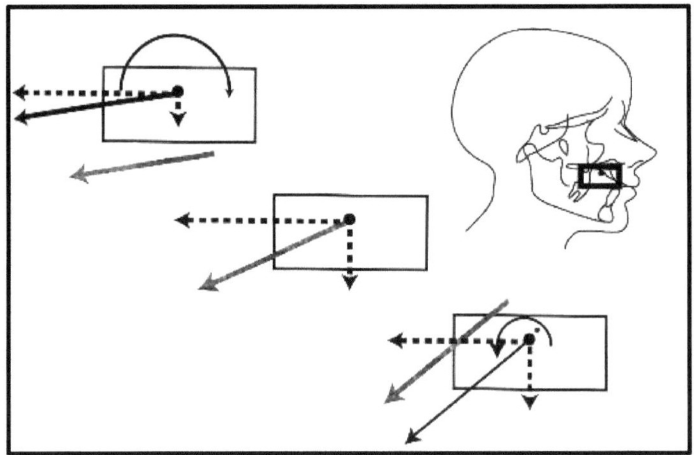

Figura - Ilustração do dispositivo de tração cervical

TRACÇÃO OCCIPITAL

A figura abaixo mostra as ilustrações de um equipamento de cabeça que incorpora a tração occipital. O primeiro exemplo mostra a tração occipital com o arco exterior curto angulado alto para criar a linha de ação da força do aparelho extrabucal que é muito anterior ao centro de resistência da unidade. Isto resulta num momento que tende a achatar o plano oclusal e os componentes de força distal e intrusiva.

O segundo exemplo mostra uma tração occipital (com o arco exterior mais comprido), de tal forma que a linha de ação da força do trem de cabeça passa pelo centro de resistência da unidade e, por conseguinte, não há alteração da escala do plano oclusal. Os componentes intrusivos e distais da força estão a atuar.

O terceiro exemplo ilustra uma combinação de tração occipital e cervical para um arco exterior curto, angulado para cima, de tal forma que a linha de ação da força líquida passa pelo centro de resistência. Não há nenhum momento agindo para mudar a escala do plano oclusal, e há uma força distal pura passando pelo centro de resistência. Isso é típico para redirecionar o crescimento horizontal da maxila em pacientes classe II e para mover os molares superiores distalmente através de translação. O quarto exemplo ilustra um puxão occipital com um arco externo longo. O sistema de forças equivalente no centro de resistência da unidade tem um momento que tende a inclinar o plano oclusal e uma força com componentes intrusivos e distais.

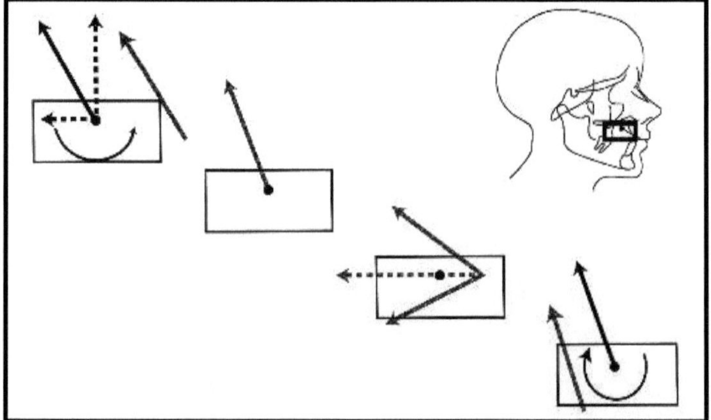

Figura - Ilustração do dispositivo de tração occipital

PLACAS DE TUBO

Este aparelho foi desenvolvido por **Alain Benauwt** no ano de 1972.

CONCEPÇÃO DE APARELHOS

Este aparelho tem uma parte fixa e uma parte móvel. Estas são unidas por um fio comprido em forma de ferradura, que faz mover a parte móvel devido à elasticidade do fio. Cada extremidade é inserida no tubo, uma com a parte fixa do aparelho.

DESCRIÇÃO

A parte móvel tem um fecho de Adams para que o molar seja deslocado distalmente. Esta parte também tem 2 tubos paralelos embutidos, um dos quais contém um fio-guia para evitar a deslocação e o outro contém a extremidade do fio ativo em forma de ferradura que cria o movimento para trás.

A parte estacionária contém os outros grampos para a retenção da placa e um tubo que contém a outra extremidade do fio ativo em forma de ferradura.

ACTIVAÇÃO

A ativação é feita por um alicate 139. O fio que sai do tubo embutido na parte fixa é dobrado, o que faz com que a parte móvel deslize distalmente. Se não deslizar facilmente para a parte distal, deve corrigir-se a forma do fio.

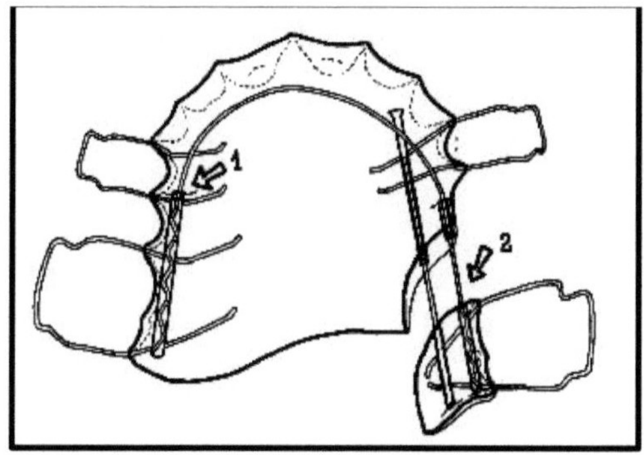

Placas de tubos

VANTAGENS

1. Diz-se que o aparelho tem uma boa retenção, uma vez que a parte móvel também contribui para a retenção.

2. A deslocação indesejada dos dentes é minimizada devido ao fecho, uma vez que evita a rotação dos molares.

3. É possível adicionar um aparelho oral extra para apoiar e reforçar a parte fixa.

4. A expansão progressiva do arco também é possível alterando a angulação do tubo em relação ao plano sagital.

5. A reparação é fácil.

DESVANTAGEM

1. A construção é muito delicada, uma vez que os dois fios que seguram a parte móvel devem fazê-lo sem se prenderem.

O APARELHO CETLIN

Este aparelho foi desenvolvido pela **Cetlin** no ano de 1982.

CONCEPÇÃO DE APARELHOS

O aparelho envolve uma combinação de força extra-oral na forma de um aparelho extrabucal e uma força intra-oral na forma de um aparelho removível.

Para superar as desvantagens causadas pela inclinação dos molares, o aparelho de Cetlin utiliza um aparelho removível intra-oral para inclinar as coroas para distal e, em seguida, uma força extra-oral para verticalizar as raízes. Assim, o aparelho intra-oral notável pode ser chamado de motor da coroa, enquanto a força extra-oral é o motor da raiz.

ANCHORAGE

A ancoragem do aparelho removível é feita através da adaptação adequada ao palato de um escudo acrílico à volta dos quatro incisivos superiores e de um fecho de Adams modificado nos primeiros pré-molares.

A FORÇA EXTRA-ORAL

O aparelho extra oral é um aparelho extrabucal que é inserido no tubo molar. O aparelho extrabucal é geralmente cervical ou de tração alta, dependendo da consideração habitual do padrão esquelético.

O APARELHO

O aparelho removível é usado 24 horas por dia. O aparelho também contém um plano de mordida para desengatar os molares (para ajudar nos movimentos rápidos dos molares).

A FORÇA APLICADA

No aparelho removível, a mola é activada apenas 1-5mm, medida ao longo da oclusal do molar e fornece uma força sobre os molares de apenas 30 gms. As molas são colocadas o mais longe possível da gengiva para minimizar a inclinação da coroa e para causar o movimento do molar sem irritação.

O aparelho removível exerce uma força que desloca as coroas dos molares para distal com relativa facilidade.

O aparelho extra-oral, por outro lado, exerce uma força de 150gm por dente e é utilizado para controlar a posição da raiz. O aparelho é usado 12 a 14 horas por dia.

Quando utiliza um arnês cervical, o arco exterior é elevado para produzir um "par de forças" adequado que fará com que as raízes se desloquem distalmente.

O APARELHO CRICKETT

O aparelho foi desenvolvido pela **WEST** em 1984

CONCEPÇÃO DE APARELHOS

O aparelho Crickett's possui as características essenciais do quad Helix. Mas substitui as barras palatinas e linguais dos aparelhos superiores e inferiores por uma quad e bi-hélice respetivamente

- Os braços linguais do Crickett estão incorporados para proporcionar uma ação de mola ajustável dirigida às superfícies linguais de todos os dentes, sem necessidade de soldadura adicional.

- Os braços vestibulares são mantidos para a fixação de elásticos e para facilitar a inserção e remoção do aparelho.

- As estruturas principais palatinas superiores e linguais inferiores são construídas em elgiloy amarelo de 0,032" e azul de 0,038", respetivamente.

- Os berços, fechos e apoios oclusais em elgiloy azul de 0,028". Os braços linguais em elgiloy amarelo de 0,030" e os braços vestibulares em elgiloy azul de 0,045".

VANTAGENS

- O crickett é um aparelho eficaz para uma variedade de movimentos dentários, incluindo a distalização de molares.

DESVANTAGEM

- A maior limitação deste aparelho é quando tem de ser efectuada a intrusão dos dentes anteriores.

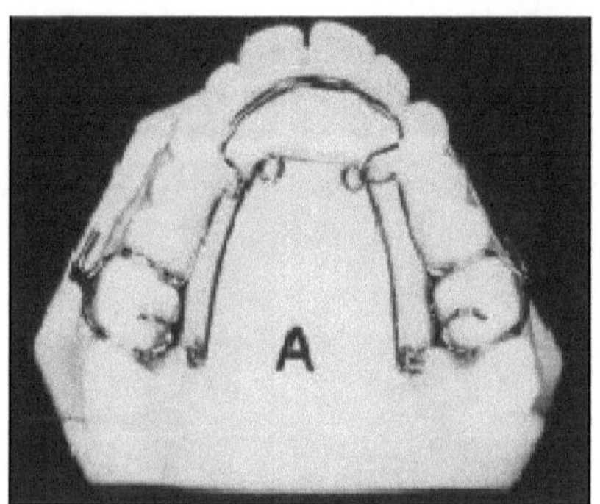

Eletrodomésticos Crickett

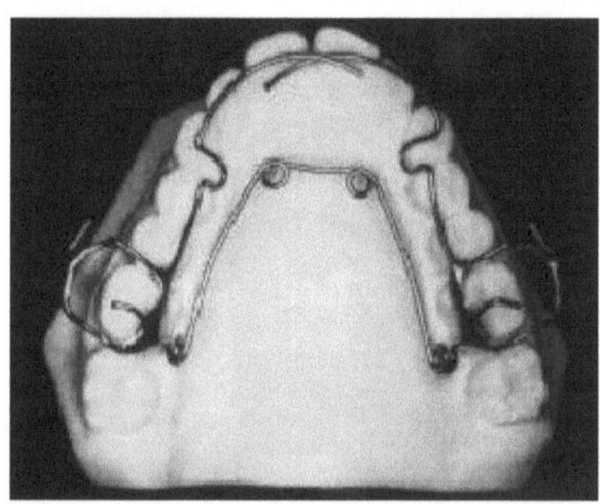

Aparelho ativado

DISTALIZAÇÃO RÁPIDA DE MOLARES DE WILSON

Defendida por **William L. Wilson** e **Robert C. Wilson**.

O aparelho propõe-se a distalizar os molares superiores, enquanto os molares inferiores mantêm as posições antero-posteriores anteriores ao tratamento. O tratamento Wilson alcança a distalização dos molares sem forças orais extras.

A 3rd lei do movimento de Newton afirma que para cada ação existe uma reação igual e oposta, ou seja, para cada movimento existe um movimento contrário.

Wilson defende arcos distalizadores biométricos maxilares (BDA) e um arco lingual tridimensional mandibular. O arco biométrico produz uma ação de mola helicoidal contra os molares e produz um movimento contrário anterior contra os incisivos, que é controlado pelo uso de elásticos de classe II. Estes, por sua vez, reagem com o vetor de força mesial inferior que é controlado pela arcada lingual 3D com um desenho para resistência de ancoragem. Isto é complementado pelo torque da raiz vestibular do molar e pela resistência cortical para satisfazer as necessidades de ancoragem.

A componente vertical da força elástica é controlada através do princípio da redução da carga elástica, em que a força elástica é reduzida para níveis fisiologicamente aceitáveis. A ancoragem mandibular e a redução da carga elástica controlam os contra-movimentos reactivos e produzem uma distalização rápida e relativamente livre de fricção dos molares, sem equipamento de cabeça e com preservação da integridade do arco mandibular.

A colocação tardia dos brackets nos pré-molares e segundos molares permite a utilização da mecânica de bypass do arco distalizador biométrico 3D na primeira fase do tratamento modular. Isto produz uma distalização rápida e sem fricção, sem equipamento de cabeça.

A cooperação do paciente com elásticos de Classe II é necessária para evitar o avanço dos incisivos maxilares.

ESQUEMA DE WILSON PARA ANCORAGEM MANDIBULAR MÁXIMA
- 6 onças de elásticos para 5 dias
- 5 ONÇAS DE elásticos para 5 dias
- 2 onças de elásticos durante 11 dias

PARA UMA ANCORAGEM MANDIBULAR MÍNIMA
- 6 ONÇAS POR 10 DIAS
- 3 ONÇAS DURANTE 11 DIAS

VANTAGENS
- Não precisa de fazer força oral extra.
- A correção da classe II começa imediatamente (mesmo na dentição mista).

- Não há proclinação reactiva dos incisivos superiores.
- Pode ser utilizado em dentição mista.

DESVANTAGENS

- Tempo de tratamento mais longo (do que o inicialmente proposto) Wilson disse que o tempo de tratamento era de 6-10 semanas, mas na realidade demora 16 semanas.
- A inclinação distal ocorre frequentemente. Os molares inclinados têm uma estabilidade questionável.
- Uma parte significativa da correção da classe II foi encontrada devido ao movimento mesial dos molares mandibulares.

ÍMANES DE REPULSÃO

Foi desenvolvido por **Gianelly** no ano de 1989.

CONCEPÇÃO DE ELECTRODOMÉSTICOS

- Um dos métodos para distalizar o molar é a utilização de um aparelho de nance modificado com a utilização de ímanes repelentes.

- O aparelho de nance modificado é cimentado no primeiro pré-molar, para encorajar o desvio distal do segundo pré-molar que ocorre normalmente quando os primeiros molares são movidos posteriormente

- O botão palatino acrílico estende-se anteriormente ao segmento incisivo por meio de um fio de 0,045" soldado ao aspeto lingual dos pré-molares.

- O componente acrílico é colocado contra a abóbada palatina e os incisivos.

- As extensões distais bilaterais (fio de 0,045") com laços na extremidade são soldadas à face vestibular das bandas pré-molares de modo a que os laços se aproximem dos tubos molares.

O aparelho de controlo modificado tem 2 funções:

1. Ativação dos ímanes

Para tal, amarre um fio de ligadura de 0,4" através da ansa e estenda-o anteriormente para rodear um gancho de fixação mesial aos ímanes. Quando apertado, os ímanes são mantidos em contacto.

2. Para conter a força de reação proveniente dos ímanes

ACTIVAÇÃO

- Os ímanes foram activados através do aperto de um fio de ligadura de 0,014" para colocar os ímanes em contacto.
- A reativação foi feita uma vez por semana.
- Os fabricantes dos ímanes recomendam a ativação uma vez em cada 3 semanas, por ser mais prático.
- A força exercida pelo íman é de 299-225gm. Esta força diminui significativamente com a abertura do espaço.

VANTAGEM

A vantagem deste sistema de aparelhos é que

1. Não é necessária a cooperação do paciente para obter o movimento do molar.
2. Durante o tempo de utilização do íman, não é efectuado qualquer tratamento na arcada inferior, para que possa servir de ponto de referência para a avaliação do movimento que ocorre na arcada maxilar.

DESVANTAGEM

- As forças exercidas pelos ímanes diminuem significativamente à medida que os espaços são abertos.
- Desconforto para o doente.

MODIFICAÇÃO

No ano de 1991, **Takami** introduziu um sistema de distalização de molares utilizando dois ímanes opostos para cada quadrante maxilar.

CONCEPÇÃO DE APARELHOS

- O íman mesial de cada par está montado de forma a poder mover-se livremente ao longo de um fio seccionado.
- Um jugo deslizante com ganchos de ligação mesial ao íman mesial junta os ímanes para ativar a força magnética.
- A extremidade distal do sistema de distalização molar termina numa forquilha de 3 pontas com a ponta do meio inserida no tubo do arnês. As outras duas pontas são atadas ou ligadas para fixar o MDS ao tubo molar.

ACTIVAÇÃO

Os ímanes são activados juntando os ímanes e ligando-os ao gancho. Os ímanes produzem uma força de 8 Oz que provoca o movimento distal dos molares. O movimento separa os ímanes e, por isso, a reativação, colocando os ímanes novamente em contacto, é feita de duas em duas semanas.

VANTAGEM

- A distalização dos molares observada no seu estudo foi inteiramente um movimento corporal com uma inclinação distal muito ligeira.
- Observou-se que a força magnética faz com que os eritrócitos se tornem $1/3^{rd}$ mais finos e mais compridos; por conseguinte, mesmo que os capilares no ligamento periodontal da raiz sejam comprimidos por uma forte força ortodôntica, o fluxo sanguíneo continuará a ser regular.

DESVANTAGEM

- Foi observado um movimento labial dos dentes anteriores, apesar da utilização de um arco de suporte de nance.
- Desconforto inicial para o doente devido ao tamanho dos ímanes.
- Utilizando a força de repulsão, a força ortodôntica diminuiu 50% a 70% com cada 0,5 mm - 1,0 mm de movimento, pelo que foi necessária uma reativação frequente de duas em duas semanas.

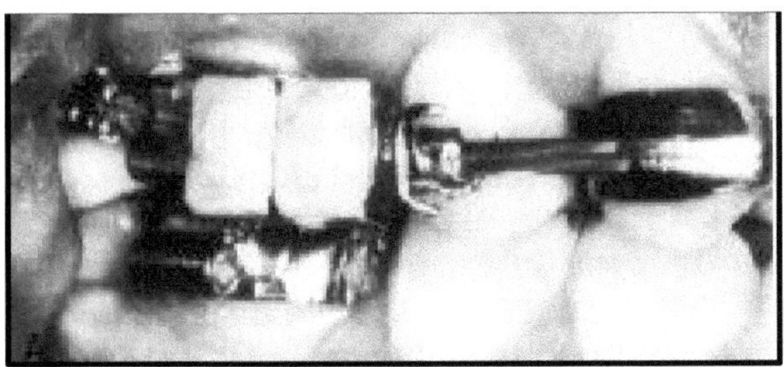

APARELHO DE JONES JIG

O Jones Jig foi desenvolvido por **Jones** e **White** no ano de 1992.

O Jones Jig utiliza uma mola helicoidal aberta NiTi para fornecer 70-75 gm de força num intervalo de compressão de 1-5 mm aos molares.

FABRICO DE ELECTRODOMÉSTICOS

Um aparelho de nance modificado é utilizado com o Jones Jig porque pode ser fixado no primeiro pré-molar, segundo prémolar ou segundo molar decíduo.

- Um fio de aço inoxidável de 0,036" é dobrado ao palato no molde, estendendo-o até aos caninos e é soldado às bandas de ancoragem.
- O botão acrílico é fabricado com cerca de meia polegada de diâmetro.
- O aparelho de nanceamento é cimentado e o Jones Jig é colocado em ambos os lados.
- A reativação é feita com intervalos de 4 a 5 semanas.

VANTAGENS

- A extensão do movimento para a frente dos dentes anteriores durante a utilização do Jones Jig é muito reduzida. T

- O Jones Jig, juntamente com a mola helicoidal aberta, pode ser utilizado sem a necessidade de uma arcada superior totalmente cintada.
- As bobinas de Jig podem ser mudadas com um tempo mínimo e a utilização de fios de arco e elásticos de classe II pode ser evitada.

DESVANTAGEM

- A única desvantagem possível deste aparelho para certos clínicos é que o botão de Nance pode causar irritação palatina.

O Jones Jig produz um movimento distal do molar superior para uma relação de classe I. É um método previsível, rápido e indolor para corrigir a relação de classe II sem a necessidade de cooperação do paciente

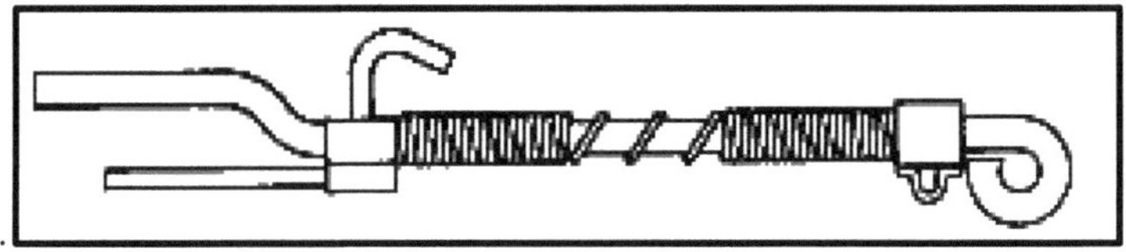

Aparelho Jones Jig

APARELHO PENDULAR

Foi desenvolvido por **James Hilger** no ano de 1992.

O aparelho pendular é um híbrido que utiliza um grande botão de acrílico de nance no palato para ancoragem, juntamente com uma mola TMA de 0,032" que fornece força contínua ao primeiro molar interno sem afetar o botão palatino.

Assim, o aparelho produz uma grande oscilação ou pêndulo de força desde a linha média do palato até aos molares superiores.

CRITÉRIOS DE DIAGNÓSTICO

- Como o aparelho conduz o molar para distal, tem tendência a abrir a mordida anteriormente, pelo que não é aconselhado no tipo dolicofacial.
- O movimento distal dos primeiros molares parece ser mais eficiente antes da erupção dos segundos molares.
- Os molares podem ser movidos mais eficientemente quando estão ativamente expandidos. (PEND - X)
- Obtém-se um movimento de quase 5 mm do molar distal em 3 a 4 meses.

<u>CONCEPÇÃO DE APARELHOS</u>

- As molas pendulares direita e esquerda, formadas a partir de fio TMA de 0,032", são constituídas por um fio de inserção molar recurvado, uma pequena ansa de ajuste horizontal, uma hélice fechada e uma ansa para retenção no botão de acrílico.

- As molas são estendidas o mais próximo possível do centro do botão palatino para maximizar a sua amplitude de movimento, para permitir uma inserção mais fácil nas bainhas linguais e para reduzir as forças para um intervalo aceitável.

- As molas são montadas o mais próximo possível do aspeto distal do botão de balanço, o que permite o acesso ao acrílico para polimento.

- A bainha lingual deve ser de 0,036" para que o fio de 0,032" se encaixe livremente.

- A parte anterior do aparelho pode ser retida de várias formas. Inicialmente, era puxando os apoios colados oclusalmente no molar ou pré-molar decíduo.

- O método mais estável foi a bandagem do primeiro pré-molar, a soldadura de um fio de retenção e a utilização deste dente como ancoragem anterior principal.

- O botão de Nance deve ser o mais largo possível para evitar qualquer impacto nos tecidos. Deve ficar a cerca de 5 m dos dentes para permitir uma higiene adequada.

- O parafuso de macaco está incorporado no botão de manutenção, se for necessária uma expansão. O parafuso é ativado cerca de um quarto de volta de três em três dias. Este aparelho chama-se Pend-X.

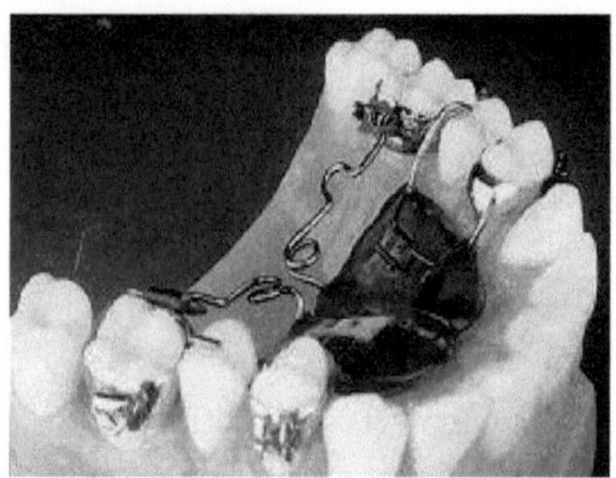

Aparelho de pêndulo

PRÉ-ACTIVAÇÃO E COLOCAÇÃO

- A forma mais eficaz de os pré-ativar é antes da colocação do aparelho.

- Para um movimento distal significativo dos molares, a mola é dobrada paralelamente à linha média do palato ou perpendicularmente ao corpo do aparelho. Perde-se um terço da ativação. Só se obtém uma ativação de 60°.

- As bandas molares são cimentadas sem molas e a parte anterior do aparelho é então cimentada no lugar.

- Uma vez colocado o aparelho, a mola pendular é trazida para a frente com a pressão dos dedos, a extremidade mesial da ansa necessária é mantida com um alicate de pontas e a mola é encaixada na bainha lingual.

- O anel de ajuste horizontal permite alguma compressão lingual da mola durante a colocação.

- À medida que o molar é conduzido para distal, desloca-se num arco em direção à linha média do aparelho, no sentido da mordida cruzada.

- Esta tendência pode ser contrariada abrindo ligeiramente o circuito de regulação para aumentar a expansão e a retenção molar.

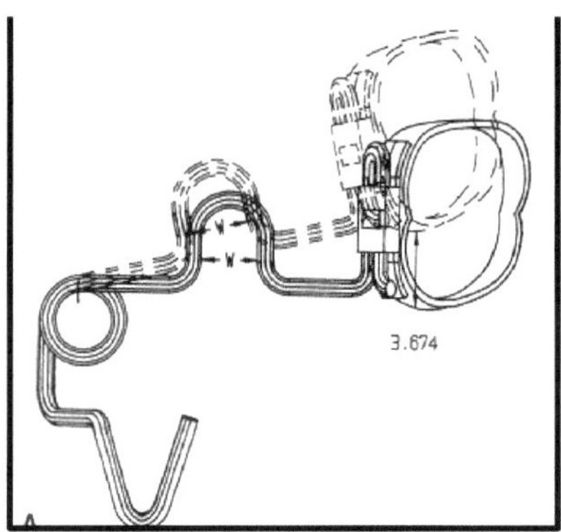

REACÇÃO E ESTABILIZAÇÃO

- O doente é chamado de volta de 3 em 3 semanas.
- A ativação da mola é feita segurando a hélice com uma pinça e empurrando a mola distalmente em direção à linha média, sendo depois reinserida.
- Após a distalização, o molar é estabilizado.
- Os molares podem ser estabilizados de qualquer uma das quatro formas
    1. A porção de Nance é removida e o aparelho fixo completo é colado. A arcada superior segura o molar para trás com os incisivos como ancoragem. Os segmentos vestibulares são refeitos com uma corrente elastomérica.

2. O botão de manutenção, mais pequeno e mais fácil de limpar, é colocado após a remoção do aparelho pendular.

3. Toda a arcada foi colada e o fio de arco colocado com anéis ómega colocados mesialmente ao tubo molar.

4. Chapéu.

VANTAGEM

- A utilização de molas TMA 0,032 proporciona uma força contínua ao primeiro molar superior sem afetar o botão palatino.

- A ativação pode ser feita antes da colocação do aparelho.

DESVANTAGEM

- Não se observa movimento corporal puro do molar, tendência para mordida cruzada.

MODIFICAÇÕES

I. M-PÊNDULO

Em 1999, **Schuzzo, Pisani** e **Takemoto** introduziram uma modificação neste aparelho denominada aparelho **M-PENDULUM.**

Esta modificação assegurou um movimento corporal das coroas e raízes dos molares.

CONCEPÇÃO DE APARELHOS

- A ansa horizontal é invertida MESIALMENTE. Isto permite o movimento corporal tanto das raízes como da coroa dos molares.
- Uma vez ocorrido o movimento distal, a ansa é aberta e activada, o que produz uma verticalização vestibular e distal da raiz.
- A ansa invertida não deve ser activada até que a mola tenha sido desactivada após cada fase de distalização.
- Um ajuste passivo da extremidade distal da mola sem força distal aplicada às coroas molares permitirá a inclinação para trás das raízes molares.
- As extremidades dos terminais das molas M-PENDULUM são rectas e não são enroladas.

VANTAGENS

1. Movimento verdadeiro dos molares do corpo
2. Dependência mínima da adesão do paciente.
3. Menos necessidade de reativação.
4. Facilidade de fabrico.

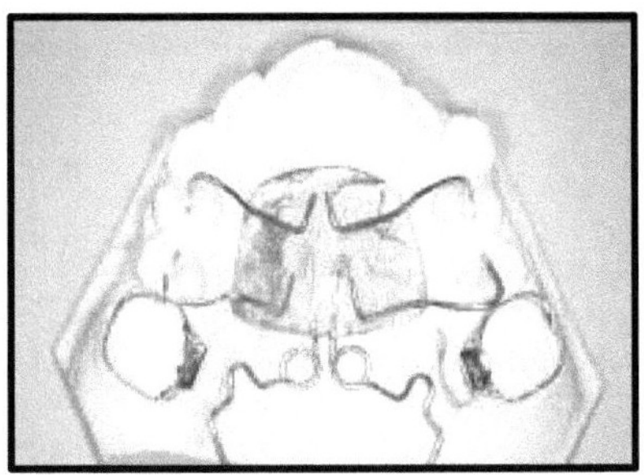

M - Aparelho de pêndulo

II. APARELHO PENDULAR MODIFICADO COM BRAÇOS AMOVÍVEIS

Em 2000, **Pisani** e **Takemoto**, juntamente com **Vecchia**, introduziram esta modificação específica no aparelho.

CONCEPÇÃO DE APARELHOS

1. Dobre um comprimento de 7mm - 9mm de fio TMA 0.032 para formar baionetas. Fixe cada baioneta a um braço M-PENDULUM utilizando um soldador a laser ou enrolando uma ligadura de 0,010" à volta do braço e soldando a unidade.
2. Encaixe cada baioneta no acrílico macio que será utilizado para formar as bainhas de fabrico dos botões de manutenção onde será inserido o braço amovível.
3. Active os braços do molde de trabalho como desejar.
4. O aparelho é colocado na boca e as extremidades terminais dos braços na bainha da banda molar lingual.
5. As hastes amovíveis podem ser reactivadas com a descolagem do resto oclusal do botão de nance.

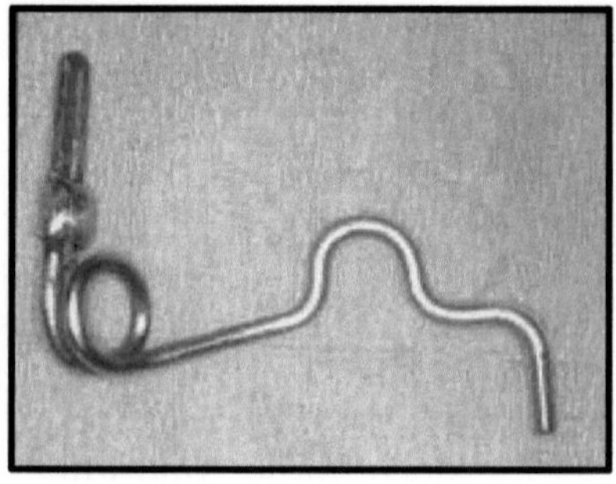

Braço TMA 0,032" amovível

39

VANTAGENS

- Esta modificação produz um movimento molar distal a um ritmo contínuo de 1,5 mm/mês durante o tempo necessário, em comparação com o pêndulo convencional ou o M-Pendulum que produzem uma distalização de 5 mm em 3 a 4 meses.

III. APLICAÇÃO DE UM PÊNDULO MODIFICADO PARA O CONTROLO DA ANCORAGEM ANTERIOR

Esta última modificação foi introduzida por **PABLO ECHARRI** e **SCHUZZO** no ano de 2003.

CONCEPÇÃO DE APARELHOS

- Este desenho consiste em quatro braços amovíveis para o primeiro e segundo molares. O diâmetro interno de 4 tubos de aço inoxidável embutidos no acrílico corresponde ao dos braços amovíveis da TMA.

- Os segundos molares são distalizados, após o que os seus braços são deixados passivamente no local para ancoragem e os braços dos primeiros molares são activados para distalização.

- O pêndulo é substituído por um botão de nance após a distalização do primeiro molar. Um fio de arco passivo 0.016 SS é colocado para evitar qualquer protrusão do incisivo.

- O E-Chain é utilizado para distalizar o segundo e o primeiro bicúspides.

- Se a ancoragem anterior for crítica, o acrílico palatino deve ser mantido fora do contacto com os incisivos.
- O segundo braço bicúspide não deve ser cortado para distalização espontânea para evitar a protrusão do incisivo.

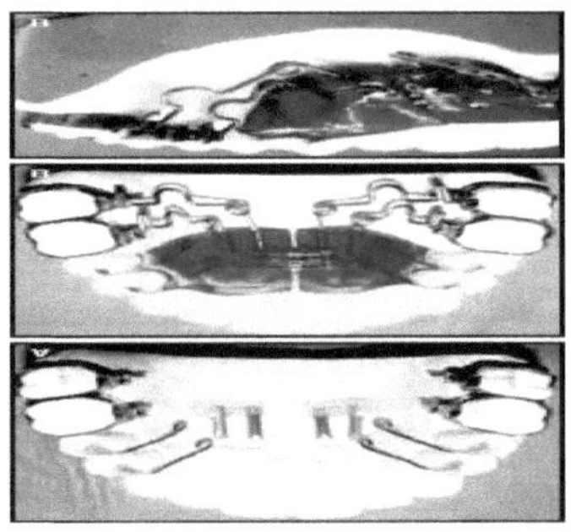

Pêndulo modificado

VANTAGENS

- Maior controlo da ancoragem - Protrusão mínima dos incisivos.
- Distalização simultânea do primeiro e segundo molares.

No ano de 2005, **Kinzinger et al.** realizaram recentemente um estudo para avaliar a qualidade da ancoragem de molares decíduos versus pré-molares para distalização de molares usando o aparelho pendular. Eles descobriram que a inclinação distal do primeiro molar era significativamente menos severa em pacientes com ancoragem em pré-molares do que naqueles com ancoragem em molares decíduos e, além disso, a protrusão dos incisivos era mais pronunciada em pacientes com ancoragem em molares decíduos. Concluiu-se, nesse estudo, que molares decíduos e pré-molares podem ser utilizados como ancoragem para distalização de molares com aparelho pendular, porém a ancoragem apenas com pré-molares resultou em efeitos colaterais menos pronunciados.

OS LOKAR APLAUDEM

O aparelho Lokar foi desenvolvido pelo **Dr. Lokar** no ano de 1994.

COMPONENTES

É constituído por 2 componentes básicos.

- Um componente de deslizamento mesial
- Um componente que se insere no tubo de arame do arco do molar

O distalizador é inserido no tubo de arame do primeiro molar e a aplicação é adaptada de forma a ficar paralela ao plano de oclusão e o mais próximo possível dos dentes para maior conforto.

Um fio de ligadura de aço inoxidável de 0,012" é torcido à mão à volta do bracket pré-molar antes de o Lokar ser fixado ao tubo molar. Este fio de ligadura é encaixado à volta do componente deslizante mesial do distalizador e apertado para ativar o aparelho.

A força é desenvolvida por molas Niti-Coil que são comprimidas durante a ativação. A fixação é feita por um aparelho de nance, soldado aos pré-molares.

ACTIVAÇÃO

Um fio de ligadura de aço inoxidável de 0,012" é torcido à mão duas vezes à volta do bracket pré-molar, de modo a que as extremidades livres da ligadura fiquem viradas para distal. Uma das extremidades livres é então passada sobre o componente deslizante mesial da estrutura principal e apertada para ativar o aparelho. A força é fornecida pela mola helicoidal Niti que é comprimida durante a ativação.

A melhor ativação é conseguida comprimindo a mola em 2-3 mm. A reativação é feita com um intervalo de 5 a 6 semanas.

APARELHO DE PISTÃO FIXO

O aparelho fixo de pistão introduzido por **Greenfield** pode produzir um movimento corporal dos primeiros molares superiores sem a utilização de aparelhos orais extra e sem perda de ancoragem rápida.

CONCEPÇÃO DE ELECTRODOMÉSTICOS

Os componentes do aparelho são

- Maxilar 1st molar e 1st bandas pré-molares.
- Tubo de aço inoxidável de 0,036" (soldado às bicúspides)
- Fio de aço inoxidável de 0,030" (soldado aos primeiros molares)
- Botão de balanço alargado, reforçado com um fio de aço inoxidável de 0,040".
- Mola helicoidal aberta super elástica de 0,55" (diâmetro interior).

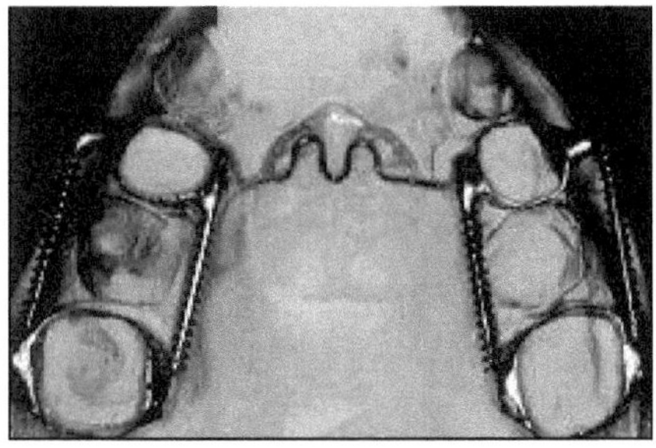

Aparelho de pistão fixo

PROCEDIMENTO

1. As bandas são fabricadas e cimentadas.

2. Os conjuntos de pistão bucal e lingual têm de se estender até à borda do canino e do primeiro canino para serem suficientemente longos para uma distalização adequada sem quebra.

3. Adapte o fio de aço inoxidável de 0,040" ao palato e solde-o à banda bicúspide.

4. Um tubo de aço inoxidável de 0,036" para os terços oclusais vestibulares e linguais das bandas bicúspides. As bandas devem estender-se paralelamente às superfícies mesiais de 1st Molar.'

5. Solde o fio SS de 0,030" às superfícies vestibular e lingual das bandas do primeiro molar. Os conjuntos de pistão têm de estar paralelos tanto em vista oclusal como sagital, mas recomenda-se uma ligeira inclinação palatina de distal para mesial para evitar a deslocação oclusal do acrílico de Nance.

6. O acrílico Nance é fabricado.

7. A mola helicoidal aberta de 0,055" Ni- Ti é colocada para se ajustar a todo o comprimento dos conjuntos bucal e lingual.

8. Se adicionar batentes de anel dividido de 2 mm mesialmente aos tubos vestibular e lingual em cada conjunto de pistão a cada 6 a 8 semanas. Isto fornece 25ms de força a cada conjunto ou 50gm/dente

VANTAGENS

O aparelho de pistão fixo apresenta as seguintes vantagens

- Produz um movimento corporal dos primeiros molares máximos sem perda de ancoragem.
- Não requer a colaboração do doente, mas permite a utilização de equipamento para a cabeça, se necessário.
- Utiliza uma força controlada ligeira de apenas 1,5-2 onças/dente
- Não interfere com o plano oclusal, mantendo assim o controlo da dimensão vertical.

REMOVA A TALA DE DISTALIZAÇÃO DOS MOLARES

Foi desenvolvido por **Korrodi Ritto** no ano de 1995.

A tala de distalização molar amovível pode conseguir uma melhor cooperação do doente do que alguns outros dispositivos amovíveis.

CONCEPÇÃO DE APARELHOS

- A tala transparente é feita de Biocryl de 1,5 mm numa máquina Biostar.
- Se ambos os primeiros molares superiores tiverem de ser movidos para distal ao mesmo tempo, a tala estende-se desde a área do primeiro ou segundo pré-molar superior até à área do pré-molar superior esquerdo.
- Se apenas um molar for distalizado, a tala estende-se até ao molar terminal do outro lado.
- São utilizados dois fechos internos para retenção e uma mola helicoidal de Ni-Ti produz 220gm de força distal. As bobinas são reactivadas.

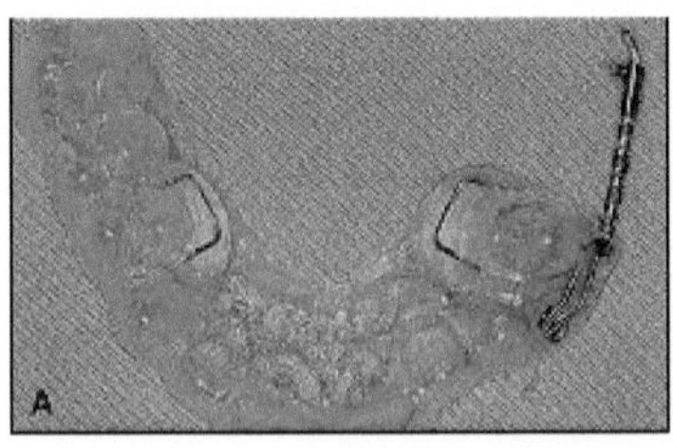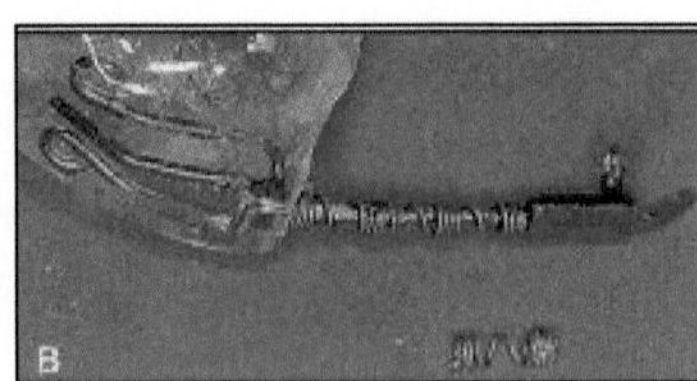

*Tala de **distalização de molares***

A tala cria uma separação de 1-2mm entre os molares maxilares e mandibulares no início do tratamento, eliminando as forças oclusais laterais e ajudando assim a distalização.

Após a distalização do molar, a tala pode ser usada para manter a posição do molar enquanto os dentes anteriores são extraídos.
Como este aparelho é mais pequeno do que as outras placas, é mais confortável e estético para o paciente.

VANTAGENS

1. É mais pequeno do que as placas amovíveis convencionais.
2. É confortável.
3. Estética
4. Melhor coadjuvação do doente.
5. Distalização dos molares mesmo em casos de sobremordida profunda.

DESVANTAGENS

- A inclinação do molar é maior do que a distalização do molar corporal. (Por isso, é idealmente utilizado apenas nos casos em que os molares estão inclinados mesialmente antes do tratamento).

O DISTALIZADOR MOLAR K-LOOP

O distalizador de anéis K foi introduzido por **Kalra** no ano de 1998.

CONCEPÇÃO DE ELECTRODOMÉSTICOS

- O aparelho é composto por um anel K para fornecer as forças e os momentos e um botão Nance para resistir à ancoragem.
- O laço K é composto por TMA 0,017 X 0,025" que pode ser ativado duas vezes mais do que o aço inoxidável antes de sofrer uma deformação permanente.
- A força produzida pela TMA será também metade.

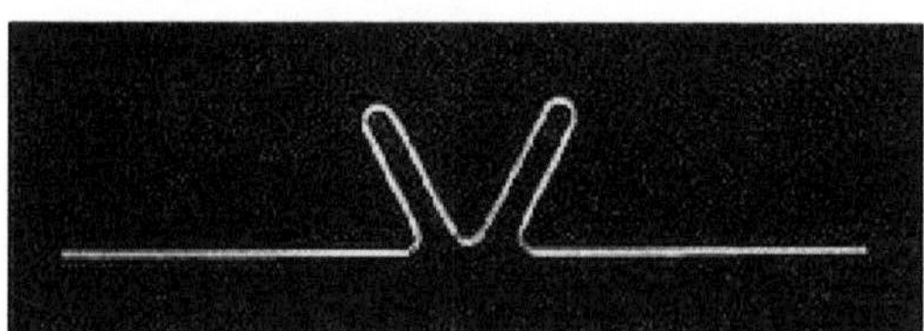

K - Loop

CONCEPÇÃO DO LOOP

- A ansa do K deve ser dobrada com 8 mm de comprimento e 1,5 mm de largura.
- As pernas do anel são dobradas 20° para baixo e inseridas no tubo molar e no suporte pré-molar.
- O fio é marcado na mesial do tubo molar distal do bracket do pré-molar.

- As paragens são dobradas no fio 1 mm distal à marca distal e 1 mm mesial à marca mesial.

- Cada paragem deve ser bem definida e ter cerca de 1,5 mm de comprimento. Estas dobras ajudam a manter o aparelho afastado da prega muco-bucal, permitindo uma ativação de 2 mm da ansa

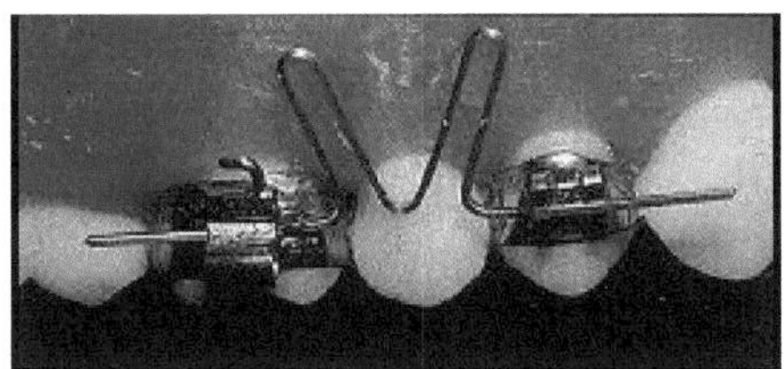

ACTIVAÇÃO

- As 20 curvas produzirão momentos que contrariam os momentos de inclinação criados pela força do aparelho e estes momentos são reforçados pelo momento de ativação quando o laço é apertado no lugar.

- Obtém-se o movimento de translação do molar.

- A ansa K é colocada no centro entre o 1st pré-molar e o molar para evitar qualquer força extrusiva ou intrusiva.

- Para movimentos adicionais dos molares, o aparelho é reativado em 2 mm após 6-8 semanas.

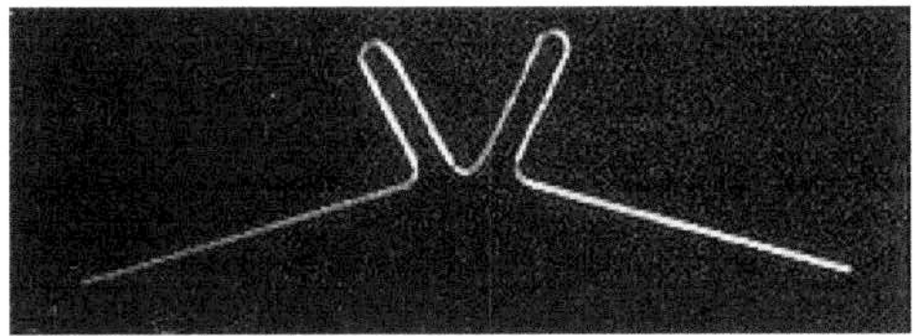

Pernas dobradas 20° para baixo

VANTAGENS

As vantagens do circuito K são:

1. Simples e eficaz.

2. Controla a relação M: F para produzir movimentos corporais.

3. Fácil de fabricar e colocar.

4. Higiénico e confortável.

5. Cooperação mínima do paciente.

6. Baixo custo.

DESVANTAGENS

- A colocação incorrecta da ansa pode resultar em movimentos dentários indesejáveis (força extrusiva ou intrusiva).

APARELHO DE JACTO DISTAL

O aparelho de jato distal foi introduzido no ano de 1996 por **Carano** e **Testa.**

CONCEPÇÃO DE APARELHOS

- Os tubos bilaterais com um diâmetro interno de 0,036" estão ligados a um botão de equilíbrio em acrílico.
- Uma mola helicoidal e um fecho de rosca são colocados em cada tubo (mola helicoidal NiTi de 150 g para crianças e 250 g para adultos).
- O fio que se estende do acrílico através de cada tubo termina numa curva em baioneta que é inserida na bainha lingual da banda do primeiro molar, o que resulta numa força que actua através do centro de resistência do molar, dando assim um movimento de translação.
- Um fio de ancoragem do botão de nance é soldado às bandas do segundo pré-molar.

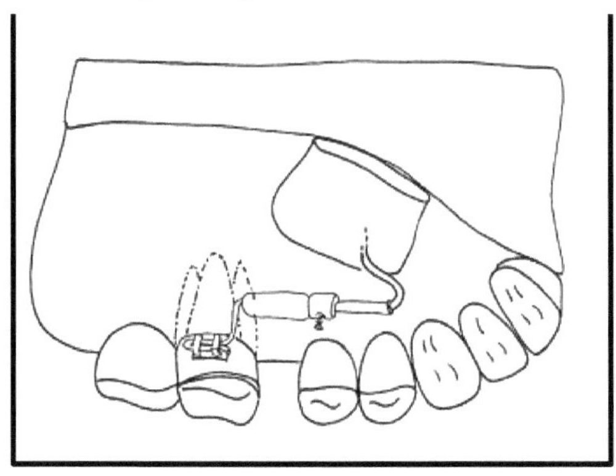

Aparelho de jato distal

ACTIVAÇÃO

O jato distal pode ser reativado deslizando a pinça para mais perto do primeiro molar uma vez por mês.

Uma vez concluída a distalização, o aparelho pode ser convertido num retentor de nance, substituindo os conjuntos de molas dos grampos por acrílico fotopolimerizável ou de polimerização a frio e cortando os braços para os pré-molares.

VANTAGENS

1. O jato distal pode ser convertido num aparelho de manutenção passiva para que o molar possa ser mantido no lugar enquanto os dentes anteriores são distalizados.
2. Relativamente fácil de inserir e bem tolerado pelo doente.
3. Estética.
4. Não necessita da cooperação do paciente.

DESVANTAGENS

1. Incapacidade de obter um engate positivo do fecho no tubo para comprimir totalmente a mola.
2. Soltura do aparelho durante a fase de retenção.

MODIFICAÇÕES

I. JACTO **DISTAL DE PARAFUSO DE AJUSTE DUPLO**

Esta modificação foi introduzida no ano de 1998 por **Jay Bowman**.

Este jato distal modificado incorpora dois parafusos de fixação na ordem de ativação, o que permite uma conversão mais fácil, mais limpa e mais fiável para uma arcada de suporte de nanceira molar.

CONCEPÇÃO DE APARELHOS

- O parafuso de fixação mesial é utilizado durante a distalização ativa.
- Após a ativação da distalização, o chamador é deslizado mesialmente para obter acesso à mola helicoidal.
- A mola helicoidal é removida e a extremidade distal do tubo, onde o fio de baioneta entra, pode então ser vista.
- O colar do parafuso de ajuste duplo é deslizado para trás até esta junção. O parafuso mesial é colocado no tubo e o parafuso distal é colocado no fio de baioneta, fixando as duas peças para evitar o movimento do molar.
- Os fios de suporte dos pré-molares são seccionados.
- A bainha lingual no molar pode ser frisada para reduzir qualquer folga do fio duplo inserido nela e também a rotação sobre o botão acrílico de nance.

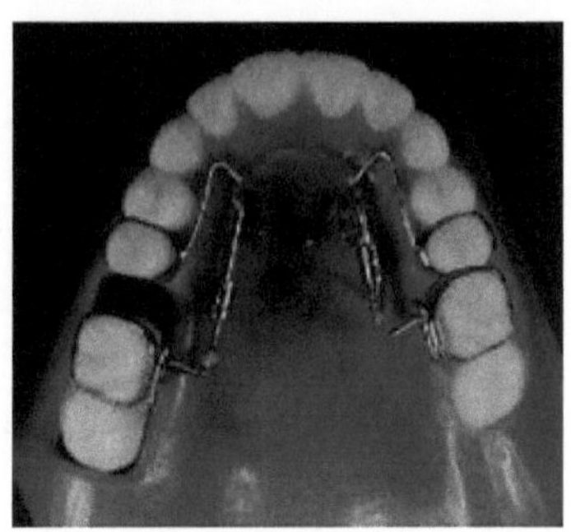

Parafuso de ajuste duplo Modificação

Esta modificação pode ser utilizada para determinadas condições clínicas para além da distalização.

(i) Rotação molar

Para a rotação para fora distal dos molares, podem ser utilizados laços helicoidais simples em fios de baioneta do jato distal. É colocada uma corrente elastomérica entre as bandas para as segurar durante o assentamento.

(ii) Expansão do maxilar

Utilização de um expansor palatino rápido - para uma expansão significativa.

Parafusos de macaco embutidos no botão de balanço - para expansão lenta.

(iii) Jato distal mandibular modificado

O jato distal mandibular foi concebido para verticalizar molares mandibulares com ponta mesial. A curvatura da baioneta foi modificada em relação ao desenho original para evitar qualquer impacto.

(iv) Punho da chave hexagonal do jato distal

A pequena chave Allen utilizada para ativar o aparelho de jato distal é difícil de manusear. Um cabo de chave hexagonal autoclavável facilita a sua utilização. O cabo também permite a substituição rápida das chaves à medida que se desgastam.

II. APARELHO DE JACTO DISTAL MODIFICADO

Esta modificação foi introduzida no ano 2000 por **Quick** e **Harris.**

A base desta modificação é a entrada posterior da secção deslizante na bainha lingual dos molares, de modo a que o aparelho puxe em vez de empurrar os molares para a distal.

CONCEPÇÃO DE APARELHOS

O fio duplo posterior (ou "pé") é inserido na bainha lingual a partir da parte distal. O pé deve ser mais comprido do que a bainha lingual para que possa ser atado à secção deslizante com uma ligadura elastomérica ou metálica. A secção deslizante é feita de arame de 0,030" ou 0,032". Os tubos de suporte com o diâmetro interno correspondente são incorporados no botão de suporte acrílico. Deve ter cuidado ao dobrar a porção distal do fio deslizante para permitir uma folga suficiente da tuberosidade do palato quando o fio é removido.

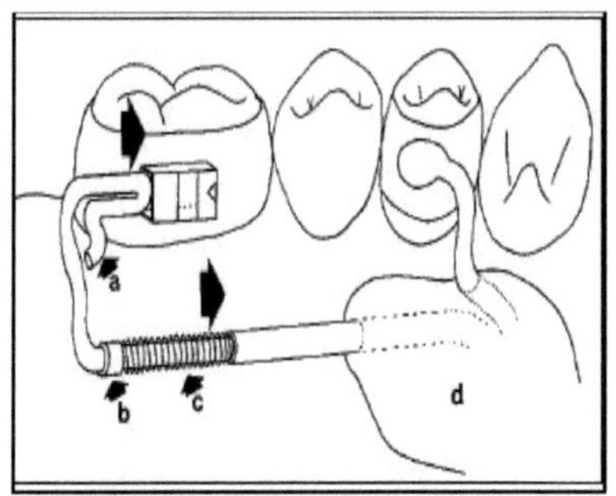

Jato distal com entrada traseira

ACTIVAÇÃO

- A ativação é feita através da compressão da mola helicoidal entre a extremidade distal do tubo de suporte e o batente.

- Para reativar, a parte deslizante é puxada para fora distalmente e uma nova secção mais longa da bobina é colocada sobre o fio. Esta é reinserida no aparelho.

VANTAGENS

1. Ativação controlada do aparelho com o comprimento da bobina em incrementos precisos.
2. Não são utilizados parafusos de ajuste ou chaves Allen, o que simplifica o procedimento de ativação.

DESVANTAGENS

1. Visibilidade insuficiente do parafuso.
2. Dificuldade em aceder à abertura da cabeça sextavada.
3. Descasque o parafuso, a chave de ativação ou ambos durante o tratamento.

4. Incapacidade de obter um engate positivo do fecho no tubo para comprimir totalmente a mola.

5. Soltura do aparelho na fase de retenção.

III. JACTO DISTAL SIMPLIFICADO E ACTUALIZADO

Devido aos problemas acima mencionados, frequentemente encontrados com a utilização dos aparelhos de jato distal anteriores, **Carano** e **Testa**, juntamente com **Bowman,** introduziram a última modificação no ano de 2002.

ALTERAÇÕES NO APARELHO

- O mecanismo de bloqueio do jato distal é constituído por três componentes que interagem entre si - bloqueio, parafuso e chave de ativação.

Este parafuso e esta chave eram demasiado pequenos para permitir um controlo preciso e positivo do aparelho e demasiado pequenos para permitir uma falha em determinadas situações.

- O parafuso e a chave de ativação são muito maiores e mais duradouros.

- O parafuso é colocado mais mesialmente e o cano horizontal da fechadura foi alargado em 7 mm, aumentando o raio de ação do aparelho e simplificando a ativação e a conversão.

- O novo tubo é também muito mais estreito para melhorar o conforto do doente e permitir um posicionamento mais preciso do tubo e do pistão.

- A componente vertical do parafuso tem uma dupla função:

  (i)   Orienta o parafuso numa posição mais acessível e visível, tanto a nível mesial como oclusal.

  (ii) Pode ser utilizado como um poste de ligação para a entrega do aparelho e para a estabilização do jato distal quando o converte de aparelho ativo para retentor.

- Foi feita uma pequena e importante alteração no pequeno batente distal que fornece resistência à mola para compressão. É fabricado em tubo de aço inoxidável e não se deforma sob pressão.

- Proporciona uma melhor resistência para uma compressão mais consistente e positiva da mola e para o fornecimento de força durante a distalização.

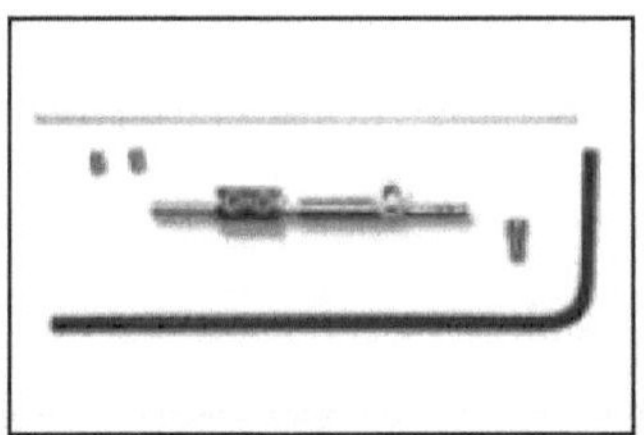

ACTIVAÇÃO DO APARELHO

A chave de ativação é inserida no recesso da cabeça do parafuso hexagonal de 0,050". A fechadura é deslizada para trás utilizando a chave como guia para comprimir completamente a mola e apertar o parafuso.

VANTAGENS

1. O aparelho pode ser convertido numa contenção passiva.
2. Esta modificação reduz o tempo de permanência na cadeira e melhora o conforto do doente.
3. Melhora a eficiência e a fiabilidade do tratamento.

APARELHO DE MANUTENÇÃO E MOLA HELICOIDAL

Foi desenvolvido por **Peringer, Parmann** e **Droschl** no ano de 1997.

CONCEPÇÃO DE APARELHOS

- O aparelho é composto por 2 bandas pré-molares, ligadas por uma estrutura palatina soldada e um escudo acrílico anterior para suporte palatino.
- A distalização efectiva é produzida por molas helicoidais de Sentalloy (150-200gm) em arcos seccionais.

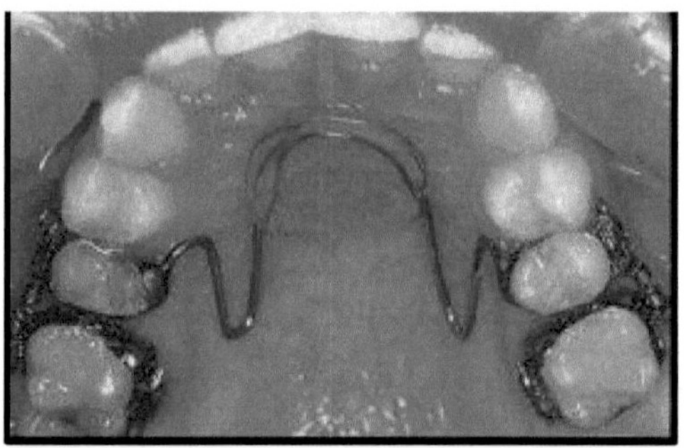

Aparelho Nance com molas helicoidais abertas

VANTAGEM

- Método eficaz para deslocar os dentes posteriores do maxilar.

DESVANTAGEM

- O dente distalizado apresentou grande quantidade de inclinação. Quanto maior a distalização, maior a inclinação.

MODIFICAÇÕES

I. APARELHO DE CONTROLO MODIFICADO PARA DISTALIZAÇÃO DOS MOLARES.

Este foi introduzido no ano de 1992 pela **REINER.**

CONCEPÇÃO DE APARELHOS

- O lado da classe I da estrutura de arame de aço inoxidável de 0,036" foi terminado com um braço de 0,036" que se projecta anteriormente, como o do quad heix. Isto é projetado para resistir ao movimento horizontal que rodaria os molares distalmente e causaria expansão na região bicúspide.

- O lado ativo da classe II tem um braço que é soldado à primeira banda bicúspide. Uma ansa ómega de 0,020" é soldada à extremidade anterior da estrutura, o que permite que a extremidade distal da ansa deslize distalmente quando é aberta por ativação.

- Uma mola helicoidal aberta de 10mm 0.09 "x0.036" é adicionada à estrutura entre o anel ómega e a banda do primeiro molar.

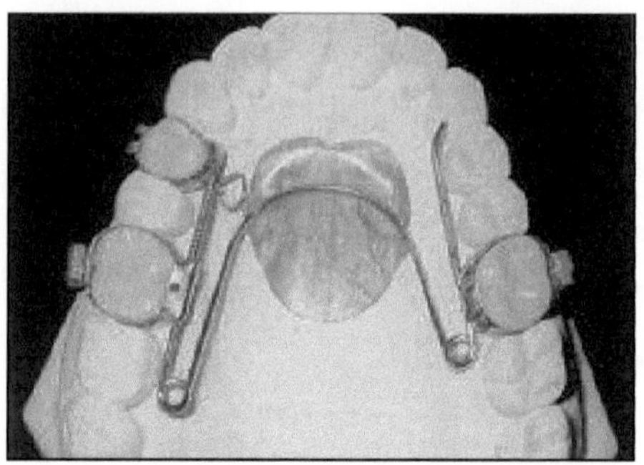

Aparelho de controlo modificado

ACTIVAÇÃO

- O laço Omega é aberto o suficiente para comprimir a mola helicoidal até um comprimento de 7 mm, o que proporciona uma força de 150 gms.
- Em cada uma das marcações seguintes, cada mola é medida para garantir que é mantida com uma compressão de 7 mm

Depois de se conseguir uma relação molar de classe I, o tubo molar lingual é atado à hélice distal com uma ligadura e a parte do aparelho anterior ao molar é movida. Um gabarito de acrílico é fabricado para encaixar sobre os incisivos superiores. São colocadas fendas na extensão posterior do gabarito e na junta de solda que liga a banda molar ao tubo lingual

VANTAGEM

- Apenas são observadas deslocações anteriores ligeiras dos incisivos.

DESVANTAGEM

- Expansão na primeira região bicúspide e pequena rotação do molar devido ao momento de rotação distolingual no molar de classe I causado pelo aparelho.

II. UMA APLICAÇÃO FINANCEIRA MODIFICADA

Introduzido no ano de 1997 por **PUENTE.**

CONCEPÇÃO DE ELECTRODOMÉSTICOS

Procedimento

Primeira fase

- Arco passivo 0.016 SS que permite a colocação de um espaço aberto entre o primeiro molar e o segundo pré-molar. A ansa omega do aparelho de nance é activada para produzir uma força distal que comprime a mola helicoidal.
- Tanto o aparelho fixo como o de avanço exercem uma força distal contra os molares.
- Os tubos linguais rígidos do aparelho de nance evitam a inclinação distal das coroas dos molares e produzem um movimento distal dos molares de 0,75 mm a 1 mm/mês.

Segunda fase

- Aqui os molares secundários são distalizados. O aparelho de Nance é fixado numa posição passiva, atando os tubos dos molares às alças helicoidais de Nance com fios de ligadura.

- Fio redondo de aço inoxidável 0,016 ou 0,018 colocado com uma ansa omega fechada nos tubos molares. As pontas para dentro e para trás são dobradas com a ansa para reforçar a ancoragem.

- Os brackets do segundo pré-molar são atados com fio de ligadura e a distalização é efectuada com mola helicoidal.

Terceira fase

- A porção anterior do aparelho de nance é cortada e as extremidades anteriores são então adaptadas passivamente e coladas ao segundo pré-molar.

- Para distalizar o primeiro pré-molar, o fio 0.016 SS é dobrado como uma tenda entre o primeiro e o segundo pré-molar. Isto reforçará a ancoragem e evitará a inclinação das coroas do primeiro pré-molar.

- As E-Chains são utilizadas para distalizar o primeiro pré-molar.

Quarta fase

- Botão anterior removido para permitir a retração anterior.

- O encerramento do espaço é efectuado com uma ansa dupla em T de 0,017x0,025. Os caninos são retraídos primeiro, seguidos dos incisivos,

- As fixações posteriores são reforçadas utilizando uma barra palatina ou elásticos de classe II.

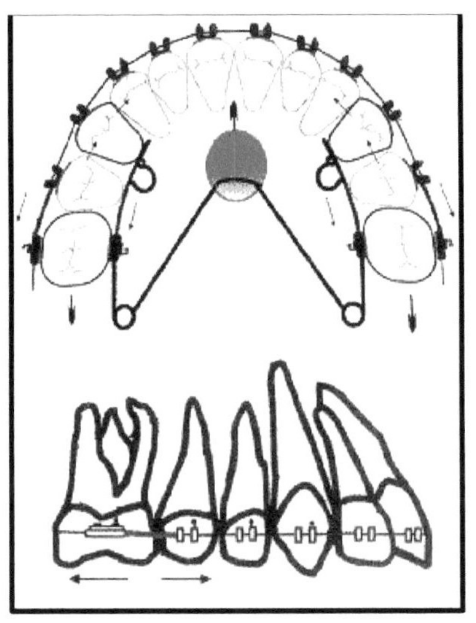

Edgewise- Aparelho Nance modificado

DISTALIZAÇÃO MOLAR COM FIO DE NiTi SUPER ELÁSTICO

Esta foi introduzida por **Locatelli** e **Bednar** no ano de 1992.

Os molares superiores são movidos para distal utilizando um fio de níquel titânio super elástico com memória de forma (Neosentalloy).

CONCEPÇÃO DE ELECTRODOMÉSTICOS

1. Num fio Neosentalloy de 100 gm com forma de arco regular, são marcadas 3 marcas de cada lado na asa distal do braquete do pré-molar 1st , 5-7 mm distal à abertura do tubo molar e entre os incisivos laterais e os caninos.

2. Crimpe um batente em cada uma das marcas posteriores e adicione ganchos para elásticos intermaxilares entre os incisivos laterais e o canino.

3. Insira o fio no tubo do molar até que o tubo posterior encoste ao tubo. Para colocar o fio através do primeiro pré-molar, agarre o batente anterior e force suavemente o fio para distal, de modo a que o batente encoste à asa distal do bracket do pré-molar. Uma vez que o fio é 5-7 mm mais comprido do que o espaço disponível, o excesso será desviado gengivalmente para a prega muco-bucal.

4. Quando o fio volta à sua forma original, exerce uma
   força distal de 100 gm contra os molares e uma força de
   reação mesial sobre os pré-molares. Existe também uma
   tendência para os pré-molares se deslocarem para
   vestibular.

5. A ancoragem pode ser controlada colocando elásticos
   de classe II de 100-150 gm no gancho entre o canino e a
   lateral.

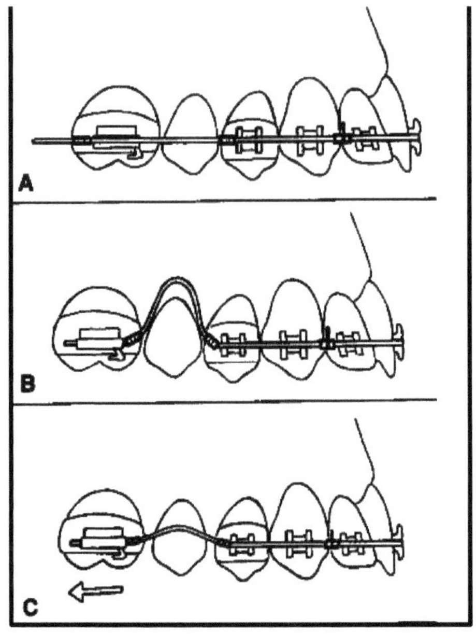

Arame de arco Neosentalloy 100g

VANTAGENS

1. Este método move os molares para distal 1-2 mm por
   mês com pouca perda de ancoragem.

2. O Neosentalloy é fácil de colocar, mesmo depois de todos os dentes terem sido colocados com brackets ou bandas.

DESVANTAGENS

1. Quando os segundos molares estão erupcionados, o movimento distal dos primeiros molares demora mais tempo.
2. Se os primeiros molares não se moverem pelo menos 1mm / mês, um fio Neosentalloy 0.018 X 0.025 de 200 gm pode ser colocado com aumento de força, aumentando assim as hipóteses de perda de ancoragem.

MODIFICAÇÃO

Para ultrapassar as desvantagens da conceção convencional, **Giancotti** e **Cozza** introduziram, **em** 1998, um novo sistema que utiliza a liga Neosentalloy.
Este foi o:

SISTEMA DE LAÇO DUPLO NITI

Este novo sistema foi utilizado na distalização simultânea dos 1st e 2nd molares.

CONCEPÇÃO DE ELECTRODOMÉSTICOS

- Os primeiros e segundos molares inferiores e os segundos bicúspides são ligados e os restantes dentes são colados. É colocado um protetor labial para evitar qualquer extrusão resultante da utilização de elásticos de classe II.

- Os molares maxilares e os bicúspides são ligados por bandas e os dentes anteriores são colados.

- Um fio de arco Neosentalloy de 80 gm é colocado na arcada maxilar e marcado distalmente ao bracket do primeiro pré-molar e 5 mm distalmente ao tubo do primeiro molar. Os stops são então cravados no fio de arco.

- Dois fios seccionais do arco Niti (de cada lado) são preparados por paragens de crimpagem distal e mesial do bracket do segundo pré-molar e 5 mm distal a cada tubo do segundo molar.

- As molas de verticalização são inseridas na ranhura vertical do 1st pré-molar e os elásticos de classe II são colocados entre o 1st molar mandibular e o bracket do canino maxilar.

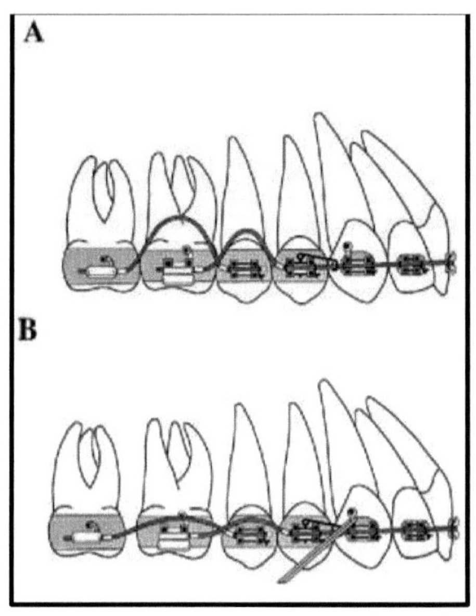

Sistema de laço duplo de níquel titânio

VANTAGENS

1. Cooperação mínima do doente
2. Ideal para a distalização simultânea do primeiro e segundo molares
3. Os segundos molares deslocam-se mais facilmente para distal do que os primeiros molares devido à forma anatómica diferente das raízes e à ausência de obstáculos posteriores.
4. Devido ao estiramento das fibras transeptais, é utilizado um fio Niti de 80 gm em vez de 100 gm ou 200 gm.

A MOLA GIGANTE II

O Super Spring II foi desenvolvido pela **Klapper** no ano de 1999.

A CONCEPÇÃO DO APARELHO

A super mola II é um elemento de mola flexível que se fixa entre o molar maxilar e o canino mandibular. Foi concebido para assentar no vestíbulo, tornando-o impermeável a danos oclusais e permitindo uma boa higiene.

Os laços helicoidais abertos da mola são torcidos como um gancho em "J" no fio do arco mandibular. Na extremidade maxilar, um tubo oval especial serve de fixação ao primeiro molar superior. A mola pode ser fixada ao novo tubo com uma ligadura de aço inoxidável. O novo tubo simplifica o ajuste e, consequentemente, a posição do tubo no vestíbulo.

Nos movimentos de abertura e fecho, os acessórios helicoidais inferiores articulam-se no arame do arco mandibular através de um arco de cerca de 90º .

A Super Spring II proporciona uma força distalizadora moderada e contínua com uma mecânica intensiva simultânea numa vasta gama de movimentos mandibulares.

A força ântero-posterior pode ser ajustada de cerca de 0 - 5 Oz, alargando o fio do componente anterior e/ou alterando o ângulo do fio de fixação posterior.

Um fio de fixação horizontal no tubo do molar superior irá proporcionar uma força mais horizontal contra as coroas do maxilar e menos intrusões dos dentes anteriores da mandíbula. Da mesma forma, um ajuste mais vertical do fio cria mais distalização da raiz do molar superior e mais intrusão anterior mandibular.

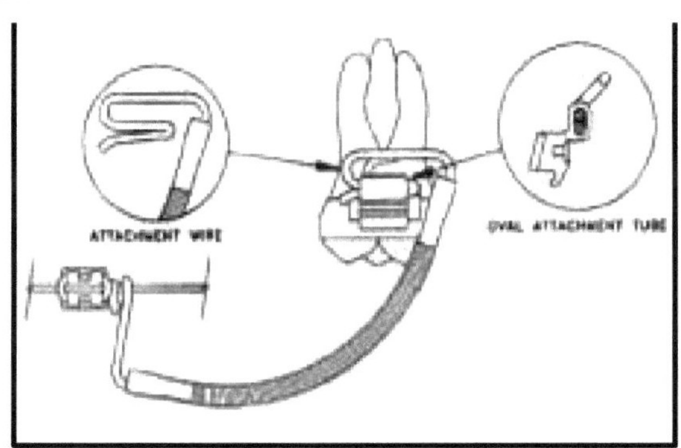

Aparelho Super Spring II

GESTÃO DE DOENTES

O novo tubo oval maxilar da Super Spring II impede qualquer movimento lateral da mola no vestíbulo. Por conseguinte, apenas é necessário efetuar pequenos ajustes para variações individuais.

Com o Super Spring II, o desconforto dentário inicial desaparece em cerca de 3 dias.

APLICAÇÕES CLÍNICAS

A Super Spring II pode ser utilizada com aparelhos de suporte completo e é um auxiliar ideal para várias utilizações.

Na dentição mista tardia, enquanto a arcada mandibular está totalmente colada para ancoragem, os molares superiores podem ser distalizados sem colagem dos dentes adjacentes.

O Super Spring II move a coroa e as raízes com uma força moderada e contínua e os dentes adjacentes seguem o molar distalmente.

O APARELHO DE PRIMEIRA CLASSE

Foi desenvolvido por **Forini, Lupoli, Parri** no ano de 1999.

O FCA é um novo tipo de aparelho fabricado para a distalização de molares.

CONCEPÇÃO DE ELECTRODOMÉSTICOS

As bandas são colocadas nos primeiros molares superiores e nos segundos pré-molares / segundos molares decíduos.

O aparelho é constituído essencialmente por 2 componentes
- (i) Componentes vestibulares
- (ii) Componentes palatais

COMPONENTES VESTIBULARES

- Os parafusos de formação são soldados nos lados vestibulares das bandas do primeiro molar oclusais aos tubos simples de 0,022 "x0,028"
- Os parafusos vestibulares são controlados por anéis de divisão soldados ao segundo pré-molar.
- Os parafusos de paragem são utilizados para manter as posições distais do molar após a conclusão do movimento ativo.

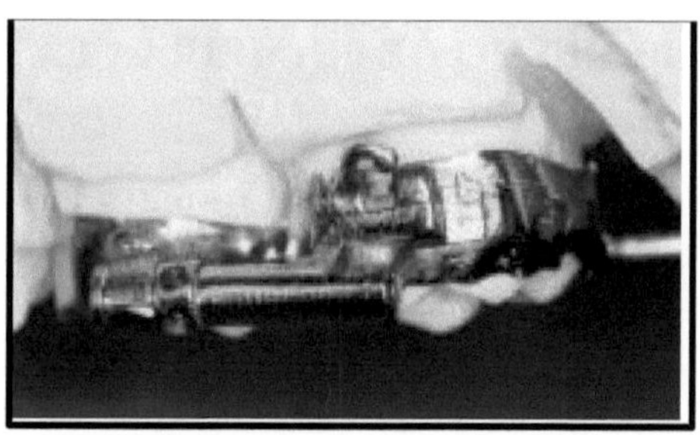

COMPONENTES PALATAIS

- O aparelho é mais largo do que o aparelho nance modificado e tem forma de borboleta para maior estabilidade e apoio durante a retenção.

- Os arames de 0,045" embutidos devem estar numa única secção sem juntas de torção.

- Secções de tubo de 0,045" são soldadas aos lados palatinos das bandas molares para inserção do componente borboleta.

- Estes tubos permitem que os molares sejam distalizados sem uma inclinação indesejável.

- A mola helicoidal Niti de 10 mm de comprimento e 0,010 "x0,045" é totalmente comprimida entre as juntas de soldadura e os tubos.

Estas molas destinam-se a equilibrar a ação dos parafusos vestibulares, impedindo as rotações dos molares.

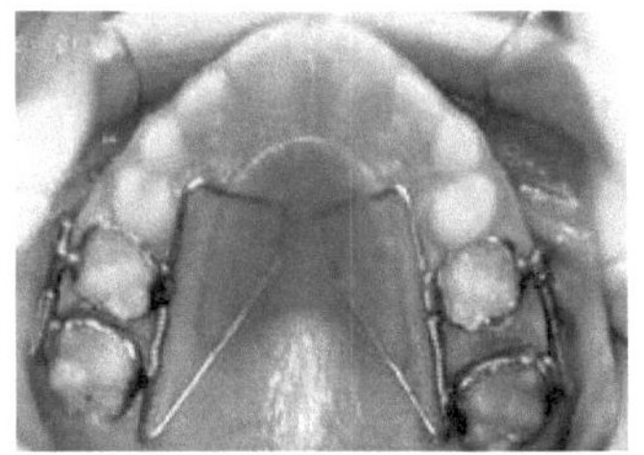

Electrodomésticos de primeira classe

VANTAGENS

- Distalização rápida dos primeiros e segundos molares.

- Reduz o tempo nos casos de classe II

- Pode ser utilizado na dentição decídua e permanente

- Distaliza os molares corporalmente

- Após a distalização, pode ser deixada no local como uma unidade de ancoragem para manter o espaço.

DISTALIZADOR CORPORAL INTRA-ORAL

Foi desenvolvido por **Ahmet Keles** no ano 2000.

CONCEPÇÃO DE ELECTRODOMÉSTICOS

O distalizador intra-oral de molares corporais era composto por 2 partes

- Uma parte de Anchorage - botão Nance .
- Parte de distalização - As molas têm dois componentes, a secção de distalização da mola aplicou uma força de inclinação da coroa enquanto a secção de verticalização aplicou uma força de inclinação da raiz
- No lado palatino das bandas do primeiro molar, são soldadas fixações palatinas de tampa de dobradiça de 0,032x0,032 polegadas. Foi construído um botão acrílico largo e fixado à banda do primeiro pré-molar com fio SS de 0,045". A porção acrílica cobriu o aspeto palatino dos incisivos e, consequentemente, causou uma abertura da mordida, melhorando assim a distalização dos molares.

As molas TMA 0,032x0,032" estão dobradas
- (i)   Uma secção distalizadora.
- (ii)   Secção de elevação.

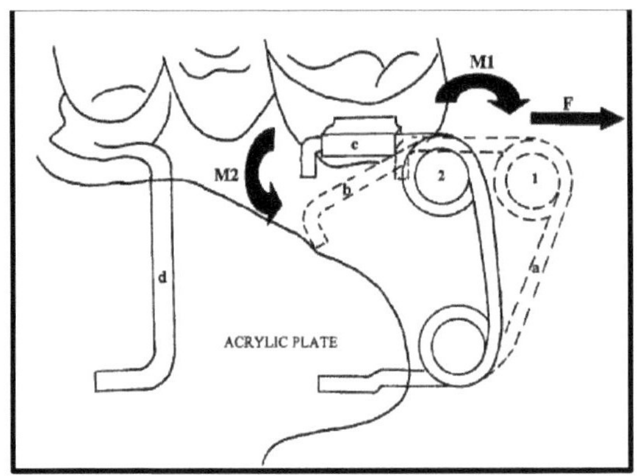

Mola distalizadora

ACTIVAÇÃO

- A ativação é feita puxando de distal para mesial com um alicate de pontas e depois encaixando na ranhura da tampa da dobradiça.
- Foi aplicado um total de 230gm de força distal.
- Após o movimento distal ter sido alcançado, o molar de classe I foi estabilizado com um aparelho de avanço convencional.
- Este foi fixado à tampa da charneira nos molares durante 2 meses antes da segunda fase do tratamento

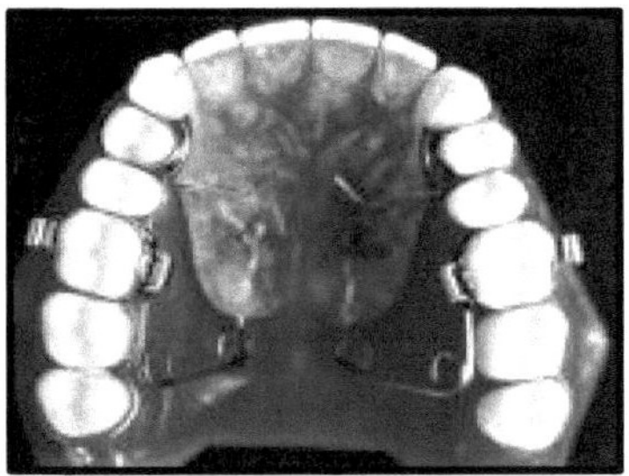

Distalizador intra-oral de molares corporais

VANTAGENS

1. O objetivo da utilização de uma placa mais larga é obter o apoio de um tecido palatino mais largo para aumentar a ancoragem. O botão acrílico tinha um ABP que é eficaz na correção da mordida profunda e na distalização melhorada do molar

2. As molas de secção quadrada para o movimento distal do molar têm um melhor controlo transversal.

3. Ao contrário do aparelho de pêndulo, as molas moviam-se na direção em que as molas se encontravam numa fase inativa.

4. Não há inclinação ou extrusão distal estatisticamente significativa.

O IBMD é um aparelho eficaz para a distalização corporal dos molares. Não foi necessária a cooperação do paciente.

C- RECUPERADOR DE ESPAÇO

Este foi desenvolvido por **Chung** e **Park** no ano 2000.

Uma das desvantagens mais significativas da maioria dos aparelhos distalizadores é a força mesial igual e oposta que tende a alargar os incisivos para vestibular.

Um aparelho removível chamado C-SPACED RETAINER foi desenvolvido para produzir o movimento corporal dos molares sem uma abertura significativa dos incisivos.

INDICAÇÕES

1. Desvio mesial do primeiro molar após a perda prematura do molar decíduo na dentição mista.
2. Discrepância ligeira do comprimento da arcada.
3. Mordida aberta.
4. Má oclusão de classe II.
5. Má oclusão de classe III.

CONCEPÇÃO DE ELECTRODOMÉSTICOS

O aparelho é composto por:

- Uma estrutura de arame labial feita de aço inoxidável de 0,036" e uma tala acrílica.
- Uma hélice fechada de diâmetro tão largo quanto o conforto o permita é dobrada na estrutura em cada região canina.

- A estrutura labial é alargada distalmente para ficar o mais próximo possível dos tubos vestibulares, permitindo uma fácil inserção nos tubos do arnês.

- As extremidades distais do fio são polidas para um ajuste solto nos tubos molares.

- Uma mola helicoidal aberta de 0,010 "x0,040" é soldada imediatamente distal à hélice e são utilizados fechos de extremidade esférica para fixar o aparelho.

- Após a estabilização da estrutura de arame, a tala acrílica é fabricada cobrindo as coroas dos dentes anteriores e também é estendida labialmente, dependendo dos requisitos de ancoragem.

- Se a protrusão anterior tiver de ser evitada, são colocados grampos de ponta esférica de 0,028" entre os incisivos laterais e o canino para servir de gancho para a tração do elástico de classe II ou do gancho em J.

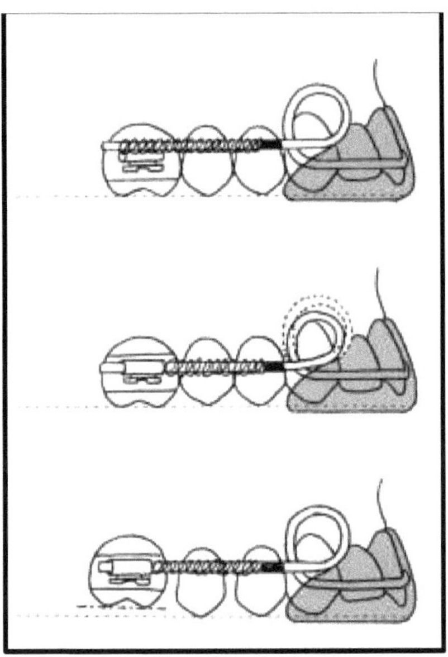

C Recuperador de espaço

COLOCAÇÃO DE APARELHOS

- A mola helicoidal aberta deve ter um comprimento de 130% entre as juntas de soldadura e a extremidade mesial do tubo.
- Quando comprimido, exerce 200gm de força e desloca os molares para a distal em 1-1,5mm/mês.
- O doente é controlado de 3 em 3 semanas para detetar a reativação.
- A hélice é apertada com fio pesado ou movendo a extensão do fio labial e a mola helicoidal distalmente.
- Após a distalização do molar, deve ser colocado um botão de nance após a remoção do recuperador C-Space.

* Toda a arcada maxilar é colada e é colocado um fio de arco contínuo com batentes ómega colocados mesialmente ao tubo molar, conduzindo assim a ancoragem de toda a arcada à medida que os segmentos vestibulares são movidos para distal.

VANTAGENS

* A distlização dos molares obtida com o aparelho é um movimento quase corporal
* Apenas uma ligeira inclinação e rotação distal.

DESVANTAGEM

* Pode ocorrer um ligeiro rasgamento dos incisivos, mas este é reduzido ao mínimo pela tala acrílica.

TMA arco transpalatal

O APARELHO FRANZULUM

Ganhar espaço na mandíbula é mais difícil do que na maxila. Os aparelhos extra-orais raramente são colocados no molar mandibular devido à pressão que exercem sobre os côndilos.

O aparelho Franzulum é um novo aparelho utilizado para distalizar molares inferiores inventado por **Byloff** e **Darendeliler** no ano 2000.

CONCEPÇÃO DE APARELHOS

A unidade de ancoragem anterior do aparelho Franzulum é um botão de acrílico, posicionado lingual e inferiormente aos dentes anteriores mandibulares e que se estende do canino inferior esquerdo ao canino direito.

O acrílico deve ter 5 mm de largura para evitar traumas na mucosa e para dissipar as forças reactivas produzidas pelos componentes de distalização.
Os apoios nos caninos e primeiros pré-molares são feitos de fio de aço inoxidável de 0,32". Os tubos entre os segundos pré-molares e os primeiros molares recebem os componentes activos.

A unidade de distalização posterior utiliza molas helicoidais de níquel-titânio, com cerca de 18 mm de comprimento, que aplicam uma força inicial de 100-120 gm por lado. Um fio em forma de J que passa por cada bobina é inserido no tubo correspondente da unidade de ancoragem. A porção segura do fio é encaixada na bainha lingual da banda do primeiro molar inferior.

A unidade de ancoragem é colada com resina composta aos caninos e primeiros pré-molares. A unidade de distalização em forma de J é então ligada à bainha lingual das bandas molares, comprimindo as molas helicoidais lingualmente a um nível próximo do centro de resistência do molar para produzir um movimento corporal quase puro.

O aparelho Franzulum é um aparelho eficaz para produzir a distalização dos primeiros molares inferiores.

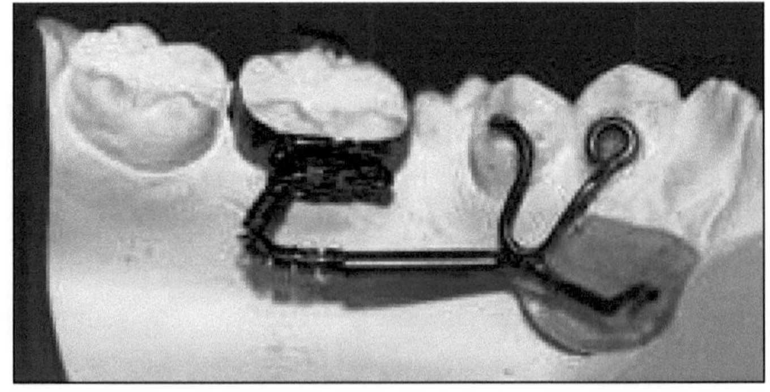

Aparelho Franzulum

DISTALIZAÇÃO ASSIMÉTRICA - TMA ARCO TRANSPALATAL

Os molares superiores podem ser distalizados unilateralmente utilizando um arco transpalatino padrão em conjugação com tração extra oral de acordo com o **método de Cetlin.**

A distalização assimétrica usando um arco transpalatal TMA foi introduzida por **Maldurino** e **Balducci** no ano de 2001.

CONCEÇÃO DE APARELHOS

O TPA é construído utilizando barras de TMA de 0,032 polegadas (o TMA é mais resistente do que o aço inoxidável). A direção de inserção do TPA nos tubos molares oclusais é diferente. O arco é inserido a partir da distal no molar de ancoragem e mesialmente no molar que tem de ser distalizado.

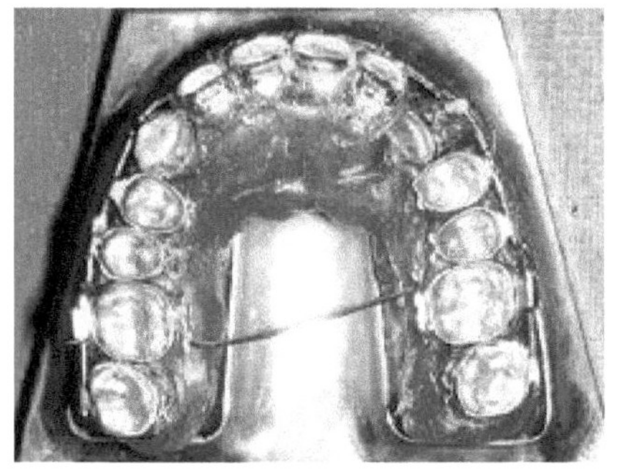

Arco transpalatal TMA assimétrico

ACTIVAÇÃO

Quando ativado, o arco aplica uma rotação mesio-vestibular ao molar de ancoragem e uma força dirigida distalmente ao molar oposto. A ansa central ómega não é necessária, uma vez que a TMA não é utilizada para expansão palatina.

A TMA é activada mensalmente, dobrando a extremidade inserida a partir da distal em cerca de 30°.

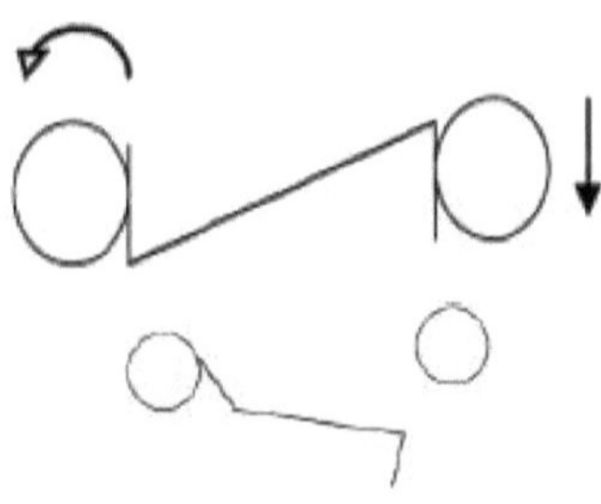

A TMA produz forças direccionadas para a parte distal dobragem da extremidade da âncora a 30°

CONSIDERAÇÕES CLÍNICAS

- A TMA pode fraturar na boca, uma vez que é mais frágil.
- Como causa rotação mesio-vestibular do molar de ancoragem, deve ser combinado com fio ortodôntico fixo entre o canino e o segundo molar do lado da ancoragem.
- Este sistema pode distalizar apenas um molar de cada vez.

- À noite, é usada uma força oral adicional para reforçar a fixação.

VANTAGENS

1. O TMA tem melhor memória de forma e resiliência do que o aço inoxidável.
2. O arco é simples de construir.
3. O sistema é higiénico e económico.
4. Não há perda de ancoragem anterior.

<u>DESVANTAGEM</u>

- Uma possível desvantagem deste método é que apenas um molar pode ser distalizado de cada vez.

UM PARAFUSO PALATINO MÉDIO - PARA DISTALIZAÇÃO

Foi introduzido pela primeira vez por **Kyung** e **Park** no ano de 2003.

Os métodos tradicionais de controlo da distalização da asa de ancoragem dos molares tendem a causar movimentos indesejados de outros dentes.

Estas desvantagens podem ser ultrapassadas com a ancoragem esquelética, que está gradualmente a ganhar aceitação.

Byloff e colaboradores conseguiram mover molares para distal com sucesso usando um implante de Graz - aparelho Pendulum suportado, mas o implante deve ser removido cirurgicamente após o tratamento ortodôntico.

Karaman e colegas distalizaram molares através da implantação de um parafuso com 3 mm de diâmetro e 14 mm de comprimento, 2-3 mm atrás do canal incisal, mas este parafuso corre o risco de danificar as estruturas circundantes.

Exceto no canal incisivo, o palato médio é constituído por osso coaxial suficiente para suportar um mini-parafuso inteiro, pelo que o parafuso não será afetado por forças ortopédicas.

Além disso, não existem raízes, nervos ou vasos sanguíneos na área palatina para complicar o movimento cirúrgico do parafuso.

A maior parte do tecido mole é mais fina do que 1 mm, o que garante uma colocação exacta do mini-parafuso com estabilidade biomecânica. Não tem de esperar pela integração do Osseo e não necessita de cirurgia adicional, porque o mini-parafuso é facilmente removido.

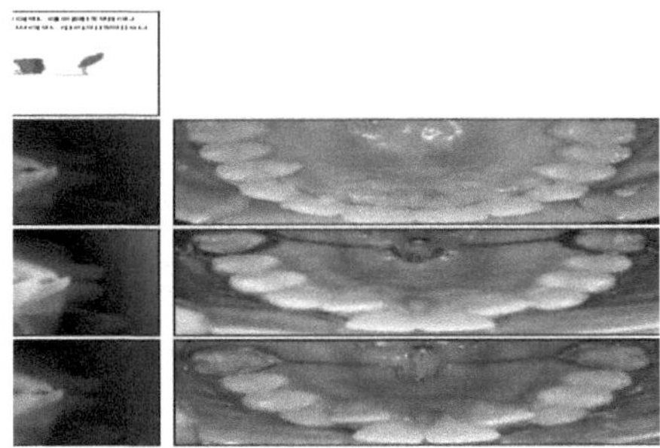

Parafuso palatino médio

PROCEDIMENTO

A inserção de um mini-parafuso é difícil com uma chave de parafusos reta convencional, que forma um ângulo oblíquo com as superfícies ósseas, alterando a direção do parafuso e aumentando a possibilidade de danos ósseos e falha do implante.

- É utilizada uma peça de mão em contra-ângulo, que deve ser mais comprida do que a profundidade do palato para evitar o contacto com os dentes anteriores do maxilar.

- Uma vez que o osso cortical pode ser facilmente danificado pelo calor de fricção, o parafuso deve ser inserido com irrigação a uma velocidade não superior a 30 voltas/minuto.
- A higiene oral deve ser mantida pelo paciente.
- Deve ter o cuidado de não deixar a corrente eléctrica entrar em contacto direto com os tecidos moles.

O DESTILADOR MOLAR SIMPLIFICADO

O distalizador molar simplificado é um dispositivo de distalização do molar superior inventado por **Walde** no ano de 2003.

FABRICO E COLOCAÇÃO

As bandas molares com bainha lingual são colocadas na boca e é feita a moldagem. Depois de obter o molde, coloque fios de aço inoxidável redondos para fixar 2 a 4 pré-molares ou molares primários ao botão de nance. Construa o botão de nance a partir do acrílico autopolimerizável, cobrindo a maior parte do palato, mas deixando a cabeça da parte da tripulação do aparelho descoberta para permitir a ativação.

Encaixe as extensões anteriores perfuradas no acrílico para bloquear o aparelho firmemente no lugar. Para evitar o impacto distal da mucosa palatina, quando o SMD abrir, construa-o na sua porção totalmente estendida.

Dobre uma mola amovível a partir de um fio de aço inoxidável ou TMA de .031". Devem ser adicionados laços bilateralmente para ajustes de afinação antes da inserção ou durante o uso. Prenda o fio dental à mola para evitar a deglutição ou aspiração acidental durante a colocação. Insira a parte central da mola numa ranhura no lado distal do aparelho de parafuso e as extremidades laterais nas bainhas linguais das bandas molares.

Um método alternativo de colocação é fixar a mola no corpo do aparelho e nas bainhas linguais dos molares antes de fixar o aparelho na boca do paciente. Se forem utilizados aparelhos fixos maxilares, os fios do arco devem ser seccionados mesialmente aos primeiros molares.

ACTIVAÇÃO

Active o aparelho com uma ferramenta que é inserida pela parte anterior na cabeça do parafuso e rodada no sentido anti-horário. Cada volta de 360° abre o aparelho cerca de 0,5 mm e demora apenas alguns segundos. Recolha o paciente a cada quatro a oito semanas para reativação.

O SMD pode produzir 1-2 mm/mês de movimento do molar superior. Uma vez atingida a quantidade de distalização projectada, o parafuso é selado com uma resina composta.

O aparelho pode ser desconectado dos pré-molares e deixado no local para ancoragem enquanto os pré-molares e caninos são distalizados corporalmente.

VANTAGENS

As vantagens do SMD incluem

- Montagem fácil
- Fácil ativação
- Controlo molar tridimensional
- Mola de distalização facilmente amovível e ajustável

- Movimento corporal dos molares com pouca ou nenhuma batida
- Distalização molar bilateral ou unilateral
- Adesão mínima do doente
- Aspeto estético

O APARELHO UNILATERAL DE FROZAL

O Unilateral Frozat Appliance foi desenvolvido por **Kinzinger** no ano de 2004.

O aparelho consiste em 2 bandas molares soldadas a um fio de elgiloy azul de 0,38" ou de aço inoxidável de 0,040". O fio é fabricado no molde com degraus linguais dobrados mesialmente aos molares e a distância do processo alveolar é mantida o mais constante possível no segmento anterior.

No lado da ancoragem, a arcada lingual é dobrada numa ansa oclusal paralela, distal ao ponto de solda da banda Molar, e depois curvada à volta para formar o braço lingual do aparelho.

Deve ter o cuidado de assegurar que estes braços estão em contacto com as superfícies linguais de todos os dentes de ancoragem e que o segmento de fio inserido vestibularmente nestes dentes é tão rígido e passivo quanto possível. O braço lingual e o fio segmentar do arco formam uma grande unidade de ancoragem multi-radicular.

ACÇÃO

O aparelho Frozat unilateral é ativado por um alicate de 3 pontas para fazer uma dobra de primeira ordem no lado de ancoragem da arcada lingual, perto da banda molar.

Uma curva anti-rotação deve então ser colocada na arcada lingual na região do molar a ser distalizado. A ativação elimina o risco de qualquer contacto entre a raiz do molar e o osso cortical lingual, de modo a que a distalização desejada tenha lugar no osso esponjoso.

Antes de colocar o aparelho, deve ser verificada uma força de distalização de 180 - 200 gm no molde.

O aparelho deve ser inserido com cuidado para preservar a ativação e evitar a distorção das bandas.

DISCUSSÃO

A biomecânica do aparelho Frozat unilateral gera uma força de distalização contra o molar alvo, mas também uma força mesial, combinada com o movimento mesiobucal na unidade de ancoragem.

As dobras de ativação na arcada lingual devem ser colocadas ao nível dos molares para assegurar que o centro de rotação esteja o mais próximo possível do centro de resistência, tornando o movimento dentário maioritariamente translatório.

As forças dirigidas mesialmente e o movimento mesiobucal que actuam sobre o molar de ancoragem são indesejáveis.

O aparelho Frozat Unilateral permite uma verticalização e distalização controlada dos molares inferiores. A ancoragem intermaxilar é conseguida através da inserção simultânea de um segmento de fio vestibular rígido e passivo.

O DISTALIZADOR CARRIERE

O distalizador Carriere foi desenvolvido pela **Carriere** no ano de 2004.

BIOMECÂNICA

O objetivo biomecânico deste aparelho é o seguinte

- Produza um movimento de rotação distal dos primeiros molares superiores em torno das suas raízes palatinas, quando necessário.
- Produza simultaneamente uma força uniforme para o movimento distal do molar.
- Desloque independentemente cada segmento de pilar do canino para o molar como uma unidade.
- Elimine as taxas de transferência.
- Minimize as reacções periodontais.

A evidência clínica da realização destes objectivos será o aparecimento de diastemas interincisais e espaços largos mesiais ao canino.

CONCEPÇÃO DE APARELHOS

O distalizador é feito de aço inoxidável sem níquel injetado em molde. É colado ao canino e a 1st molar da seguinte forma:

- O "Canine Pad", que permite o movimento distal do canino ao longo do rebordo alveolar sem inclinação, fornece um gancho para fixação de

Elásticos de classe II.

- Esta almofada é a extremidade mesial do braço que corre posteriormente sobre os 2 pré-molares superiores numa ligeira curva.

- A extremidade posterior do braço é uma bola permanentemente ligada que se articula num encaixe na almofada molar.

- A articulação esférica proporciona a máxima liberdade de movimento na direção adequada. Limita a rotação distal a 10 -15°° no eixo longitudinal. A articulação também permite o controlo do binário do canino e do molar.

- Esta porção posterior do distalizador efectua 3 tipos de movimento molar:
  1. Endireitamento da coroa se esta estiver inclinada mesialmente Quando o dente está endireitado, a articulação da bola com o alvéolo impede a inclinação distal.
  2. Rotação distal em torno da raiz palatina.
  3. Deslocação distal sem inclinação distal simultânea da coroa.

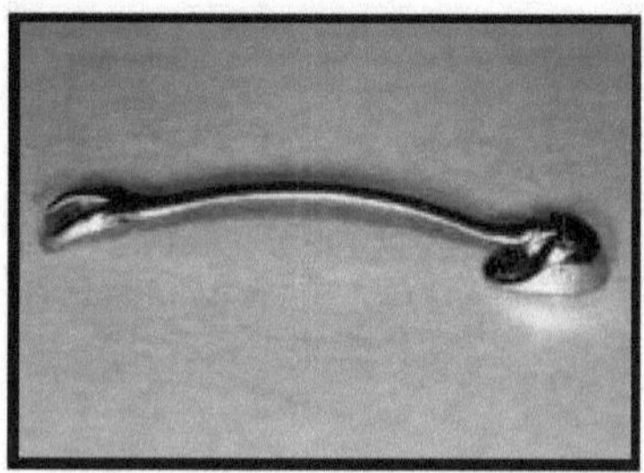

COLOCAÇÃO DE APARELHOS

O aparelho está disponível em três tamanhos: 23m, 25mm e 27mm. O tamanho adequado é determinado medindo a partir do ponto médio da superfície vestibular do primeiro molar superior até ao ponto médio da coroa do canino superior, utilizando um paquímetro ou o dentómetro fornecido.

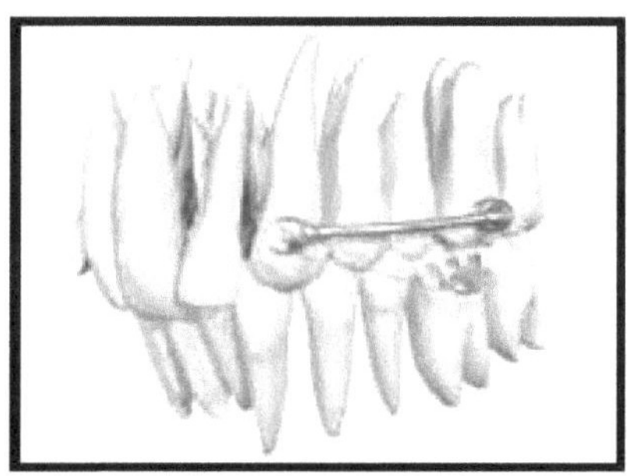

Distalizador de Carriere com elástico de classe II acoplado

POSSÍVEIS FONTES DE ANCORAGEM
Pode utilizar vários procedimentos de ancoragem:

    a. Arco lingual passivo

    b. Arco lingual da amígdala

    c. Aparelho fixo mandibular completo.

    d. Aparelho de Essix inferior

    e. Mini-parafusos

INSTRUÇÕES AO PACIENTE

- Os elásticos pesados de 6,5 oz e ¼ de classe II devem ser usados 24 horas por dia.

- O uso de elásticos pode ser limitado a 14 horas por dia, incluindo as horas de sono.
- Os elásticos não devem ser usados durante a mastigação devido ao vetor de força vertical produzido por estes movimentos.
- Um vetor predominantemente vertical pode ser expresso numa ligeira extrusão dos caninos durante a distalização.
- O uso noturno proporciona um vetor de tração mais horizontal, mas prolonga o período de distalização.
- O paciente deve ser orientado a não usar a língua para interferir com o braço horizontal dos distalizadores, pois isso poderia resultar em inclinação lingual dos pré-molares superiores.

VANTAGENS

1. Simples e eficaz.
2. Mais eficaz no tratamento de más oclusões de classe II sem extracções.
3. Os padrões braquifaciais respondem melhor ao tratamento.

DESVANTAGEM

- A interferência da língua com o braço horizontal dos distalizadores pode resultar numa inclinação lingual dos pré-molares superiores.

COMPARAÇÃO DE VÁRIOS APARELHOS

Foram propostos vários dispositivos com o objetivo de uma distalização eficaz dos molares. Foram realizados muitos estudos clínicos e trabalhos de investigação sobre os aparelhos para selecionar o melhor de entre os disponíveis.

Cada aparelho tem as suas próprias vantagens e desvantagens. Por isso, ao selecionar o aparelho adequado para uma determinada situação clínica, é importante que compreenda os vários prós e contras dos distalizadores molares em comparação. Por exemplo, é essencial saber qual o distalizador molar que produziria movimento corporal quando comparado com os outros. De igual modo, outros efeitos característicos que devem ser tidos em consideração são o movimento mesial dos dentes anteriores, a extrusão dos posteriores, a inclinação dos molares, o tempo necessário para a distalização e a distalização combinada do primeiro e segundo molares e as rotações.

Nesta discussão, compilamos o trabalho realizado por vários pesquisadores para fornecer informações, incluindo os fatores acima mencionados, sobre os sistemas de aparelhos distalizadores de molares comumente usados.

No ano de 1989, **Gianelly et al** utilizaram ímanes e molas helicoidais abertas para distalizar molares e concluíram que os molares apresentavam uma inclinação distal com uma perda de ancoragem de 1mm. Sugeriram que esta perda de ancoragem poderia provavelmente ser reduzida reforçando o aparelho de

Nance Modificado talvez com elásticos de Classe II contra um fio de arco seccional de 0,016 x 0,022".

Posteriormente, no ano de 1992, **Bondemark e Kurol** utilizaram ímanes de repulsão para a distalização simultânea do primeiro e segundo molares permanentes superiores e observaram que os molares se deslocaram 4,2 mm para distal com uma inclinação distal de 8°.

Posteriormente, no ano de 1994, outro estudo foi realizado por eles com ímãs repelentes versus bobinas superelásticas de níquel titânio para o movimento distal simultâneo dos primeiros e segundos molares permanentes superiores. Foi observado que, com a modificação do aparelho e as duas extensões distais do Nance que passavam pelos tubos palatinos das bandas molares, os molares foram distalizados com mínima inclinação e mínima rotação disto-vestibular. A força magnética diminuiu mais rapidamente do que as forças da bobina com a força média no lado do íman que mostrou uma redução de 225 gm para 100 gm enquanto o declínio na força para a mola de bobina aberta foi de 225 gm para 180 gm. O movimento molar distal médio dos molares foi de 3,2 mm para as bobinas e de 2,2 mm para os ímanes com uma inclinação distal mínima. Foi observado que metade do movimento distal dos molares tratados com ímanes estava principalmente relacionado com a inclinação, com um risco óbvio de recidiva.

Os aparelhos   intra-orais para distalização demolares, como o aparelho pendulum e o aparelho Jones jig, chegaram em 1992 para o tratamento da Classe II. Uma quantidade significativa de distalização foi alcançada quando esses aparelhos foram usados, mas o verdadeiro movimento corporal era questionável.

Gosh e Nanda, no ano de 1996, estudaram os efeitos do aparelho pendular na distalização dos molares superiores e os efeitos recíprocos nos pré-molares de ancoragem e incisivos superiores. De acordo com esse estudo, os primeiros molares superiores deslocaram-se 3,37mm para distal, com uma inclinação distal de 8,36º. Houve também um movimento mesial recíproco dos primeiros pré-molares, que foi observado como sendo de 2,55mm e uma inclinação mesial de 1,29º, indicando uma perda de ancoragem.

A alteração vertical na posição do primeiro molar não foi significativa. Eles afirmaram que a estabilidade dos molares com ponta distal não é certa e seu uso como ancoragem para retrair os dentes anteriores é questionável. Foi sugerido que se melhorasse a ancoragem posterior, endireitando os molares com o uso de um aparelho extrabucal.

Bussick et al, no ano 2000, realizaram outro estudo com o aparelho pendular e seus efeitos dentários e esqueléticos. Concluiu-se que o aparelho pendular afeta principalmente a dentição maxilar, com apenas efeitos secundários menores nos tecidos moles e nos componentes esqueléticos. Todos os molares superiores foram distalizados, com um movimento distal médio de 5,7mm, mostrando uma inclinação distal de 10,6°. Houve perda de ancoragem recíproca nos pré-molares e incisivos na direção mesial numa média de 1,8mm com uma inclinação mesial de 1,5°.

A distalização do molar superior contribuiu para 76% da abertura total do espaço anterior ao primeiro molar superior, enquanto 24% se deveu à perda de ancoragem recíproca dos pré-molares superiores.

Verificou-se que, apesar de se ter conseguido uma distalização suficiente dos molares com o aparelho pendular, houve uma perda considerável de ancoragem com uma inclinação distal significativa dos molares, o que pôs em causa a sua estabilidade.

O aparelho Jones Jig também foi utilizado para uma distalização efetiva dos molares. **Jones e White**, no ano de 1992, observaram muito pouco movimento para frente dos dentes anteriores, se algum, em pacientes que iniciaram o tratamento com o Jones Jig e o aparelho de Nance.

Haydar et al, no ano 2000, realizaram um estudo comparando o distalizador de molares Jones Jig com a tração extra-oral e concluíram que a distalização foi mais rápida utilizando o aparelho Jones Jig, que demorou apenas 2,3 meses, quando comparado com a tração extra-oral, que necessitou de quase dez meses. No entanto, uma grande desvantagem observada com o Jones Jig foi o facto de se ter observado um movimento mesial significativo e a protrusão da unidade de ancoragem. Sugeriram a utilização de um aparelho craniano durante a noite para controlo da ancoragem após o tratamento com o Jones Jig.

Embora tenham sido propostos vários métodos para distalizar os molares superiores, todos estes sistemas aplicaram forças principalmente nas coroas do primeiro molar superior, o que resultou na sua inclinação e rotação.

O aparelho Distal Jet foi então introduzido no ano de 1996. **Carano e Testa** compararam a taxa de movimento distal dos molares do Distal Jet com a dos ímanes e do Jones Jig. Eles relataram que a distalização dos molares usando o Distal Jet foi alcançada sem inclinação e rotação.

Ngantung e Nanda, em 2001, estudaram a avaliação póstratamento do aparelho Distal Jet. O tempo médio para a correção da classe II foi de 6,7 meses. Os primeiros molares superiores foram distalizados em média 2,1mm com uma inclinação distal de 3,3°. O movimento mesial do segundo prémolar ocorreu em 2mm, com o pré-molar saltando para distal. Também foi observada uma inclinação labial dos incisivos superiores. Isso indica uma perda de ancoragem presente quando se utiliza o aparelho de jato distal. Relataram que a mera redução das forças utilizadas para a distalização não reduziu a perda de ancoragem, como observado no caso do

Jones Jig, em que as molas helicoidais produzindo uma força de 75gms utilizadas para distalizar mostraram uma perda de ancoragem mais significativa e inclinação dos molares superiores quando comparadas com as molas de 240gms utilizadas no aparelho Jet distal. Concluíram ainda que este aparelho proporcionou um movimento mais corporal dos molares porque a força foi aplicada mais perto do centro de resistência do dente, em comparação com outros dispositivos de distalização, tal como referido anteriormente por Carano e Testa.

Depois disso, um estudo comparativo muito significativo do aparelho Distal Jet com outros aparelhos, principalmente o Jones Jig e o Pendulum, foi realizado no ano de 2002 por **Bolla et al.** O estudo concluiu que o aparelho Distal Jet moveu os primeiros molares para distal numa média de 3,2 mm por lado, com 3,1° de inclinação distal da coroa. O aparelho pendulum produziu a maior quantidade de distalização líquida quando comparado aos aparelhos Jones Jig e Distal Jet; entretanto, também apresentou maior inclinação dos molares. O aparelho Jones Jig foi o menos eficaz na criação de espaço, pois apenas 1,6mm/lado de espaço foi obtido após a verticalização dos molares. A perda de ancoragem medida no primeiro pré-molar foi de 1,3mm/lado com 2,8° de inclinação distal da coroa. Estes valores são clinicamente comparáveis a outros aparelhos intra-orais distalizadores. Assim, o aparelho Distal Jet, apesar de produzir uma distalização líquida menor em comparação com o pêndulo, a quantidade de inclinação do molar foi significativamente menor do que a encontrada com outros aparelhos, incluindo o pêndulo, reduzindo o risco de perda adicional de ancoragem.

Um contributo significativo no campo dos distalizadores intra-orais de molares foi dado por **Ahmet Keles** no ano 2000, quando introduziu o distalizador intra-oral de molares corporais (IBMD). Este dispositivo incorporou uma placa de ancoragem mais larga de forma a melhorar a ancoragem. Os resultados mostraram que os molares superiores foram distalizados corporalmente em 5,23mm, em média. Os primeiros pré-molares superiores moveram-se 4,33mm mesialmente e foram extruídos em 3,3mm. Os incisivos superiores apresentaram-se protruídos em 4,7mm, com inclinação vestibular de 6,73°. Isso indicou um verdadeiro movimento corporal do molar usando o IBMD. A inclinação distal e a extrusão dos molares não foram estatisticamente significativas.

Gosh e Nanda, em seu estudo, avaliaram o efeito do aparelho pendular e afirmaram que a estabilidade do molar com ponta distal não era certa, sugerindo, assim, o uso do aparelho extrabucal para a verticalização dos molares. Da mesma forma, **Gianelly et al,** sugeriram que os molares distalizados precisavam ser estabilizados por pelo menos 3-6 meses enquanto eram verticalizados com um fio de arco passivo de 0,016" x 0,022" com paradas nos molares e um aparelho extrabucal de tração alta.

Por conseguinte, a utilização de um arnês no aparelho pendular ou a técnica de Gianelly et al. questionam a sua classificação como aparelho não conforme.

Gosh e Nanda mostraram 2,55mm de movimentação dos pré-molares com 1,29° de inclinação mesial com o uso do aparelho pendular. Isso sugere que, para cada mm de movimento distal dos molares, os pré-molares se deslocaram 0,75mm para mesial. Essa perda de ancoragem foi conjugada com uma inclinação distal dos molares de 8,36°.

O estudo de **Keles** sobre o IBMD mostrou que, para cada mm de distalização do molar, foi observada uma perda de ancoragem de 0,82mm. No entanto, o destaque foi que não foi observada inclinação distal dos molares. Concluiu-se, assim, que o IBMD foi um aparelho muito efetivo para distalizar molares corporalmente, sem utilizar nenhum aparelho extrabucal ou outra mecânica intrabucal, quando comparado a outros aparelhos, como o jato distal Jones Jig e o aparelho pendular.

Karlsoon e Bondemark, no ano de 2005, realizaram recentemente um estudo comparando a eficiência do aparelho extra-oral com um aparelho intra-oral para o movimento distal dos primeiros molares superiores e concluíram que a quantidade de movimento distal dos primeiros molares superiores foi significativamente maior e mais rápida com o aparelho intra-oral do que com o aparelho extra-oral. A perda de ancoragem moderada e aceitável foi produzida com o aparelho intra-oral, implicando um aumento do over jet, enquanto o aparelho extra-oral criou uma diminuição do over jet.

A partir da discussão acima, compreendemos que a eficácia dos ímanes na distalização do molar, embora menor do que a das molas helicoidais, a perda de ancoragem e a inclinação distal dos molares foi mínima em comparação.

Estudos interessantes que compararam o gabarito de Jones, o aparelho pendular e o aparelho de jato distal concluíram que a distalização máxima foi alcançada com o pêndulo, no entanto, este mostrou uma maior percentagem de perda de ancoragem e também as hipóteses de estabilidade foram questionáveis. O aparelho de jato distal apresentou mais movimentos corporais com uma perda mínima de ancoragem.

O Ahmet Keles IBMD provou ser biomecanicamente superior a todos os outros aparelhos distalizadores de molares. Produziu movimento corporal com movimento mesial dos dentes anteriores, sem extrusão ou rotação significativa. Foi sugerido que, por mais capaz que seja um distalizador molar intra-oral, a estabilidade é sempre questionável. Algum grau de inclinação também é inevitável. O uso de aparelhos extra-orais como o aparelho extrabucal e um botão palatino intra-oral é altamente recomendado para obter um resultado biomecanicamente superior, fisiologicamente aceitável e estável.

CONCLUSÃO

Embora existam vários sistemas de aparelhos disponíveis, cada clínico deve começar cautelosamente com um diagnóstico preciso, um plano de tratamento sólido e a seleção do aparelho, tendo em consideração vários factores relacionados com a seleção do caso, como a idade do paciente, o padrão de crescimento e também os factores relacionados com um determinado sistema de aparelhos (Distalizadores Molares). Portanto, não se pode concluir que um único distalizador molar seja ideal para qualquer situação clínica.

Está nas mãos do clínico analisar minuciosamente o quadro clínico e selecionar o aparelho distalizador de molares adequado. Assim, não é apenas a superioridade da mecânica, mas o pensamento superior e a aplicação do clínico que podem produzir um resultado bom e estável.

BIBLIOGRAFIA

1. **Benauwt A:** Placas tubulares - Dispositivos de ativação para aparelhos removíveis. *J Clin Orthod 1972 :278-290.*

2. **Bolla E, Carano A:** Avaliação da distalização de molares superiores com o jato distal: Uma comparação com outros métodos contemporâneos. *Angle Orthod 72:481-495*

3. **Bowman SJ:** Modificações do jato distal. *J Clin Orthod 1998 32:540-556*

4. **Bondemark L, Karlsson I:** Aparelho extra-oral vs intra-oral para o movimento distal dos primeiros molares superiores: Um estudo randomizado e controlado. *Angle Orthod 2005:699-706*

5. **Bondemark L, Kurol J:** Ímanes de repulsão versus bobinas super elásticas de Niti no movimento distal simultâneo do primeiro e segundo molares superiores. *Am Jorthod Dentofacial Orthop 1994: 189-198.*

6. **Bussick TJ, Mcnamara J:** Alterações dentoalveolares e esqueléticas associadas ao aparelho pendular. *Am Jorthod Dentofacial Orthop 2000: 333-43.*

7. **Byloff F, Darendeliler M:** Distalização de molares mandibulares com o aparelho Franzulum. *J Clin Orthod 2000 :518-523.*

8. **Carano A, Testa M:** O jato distal para a distalização do primeiro molar superior. *J Clin Orthod 1996 374-380.*

9. **Carano A, Testa M, Bowman SJ:** O jato distal simplificado e atualizado. *J Clin Orthod 2002 :586-590*

10. **Carriere L:** Um novo distalizador de classe II. *J Clin Orthod 2004 :224-232.*

11. **Chung K, Park Y:** Recuperador de espaço em C para distalização de molares. *J Clin Orthod 2000 32.*

12. **Echarri P, Scuzzo G, Cirulli N:** Um aparelho de pêndulo modificado para controlo da ancoragem anterior. *J Clin Orthod 2003 352-360.*

13.**Fletcher:** A técnica de Begg

14. **Fortini A, Lupoli M:** O aparelho First Class para a distalização rápida de molares. *J Clin Orthod 1999 322-328.*

15. **Giancotti A, Cozza P:** Sistema de Duplo Laço de Níquel Titânio para Distalização simultânea do Primeiro e Segundo Molares. *J Clin Orthod 1998 32:255-260*

16. **Gianelly A, Vaitas A:** A utilização de ímanes para deslocar molares para a distal. *Am Jorthod Dentofacial Orthop 1989 161-167*

17. **Gianelly A, Vaitas A, Thomas W:** Distalização de molares com ímanes de repulsão. *J Clin Orthod 1988 40-44.*

18. **Gosh J, Nanda RS:** Avaliação de uma técnica intra-oral de distalização de molares superiores. *Am Jorthod Dentofacial Orthop 1996: 639-646.*

19. **Greenfield RL:** Aparelho fixo de pistão para correção rápida da Classe II. *J Clin Orthod 1995: 174-183.*

20. **Haydar S, Uner O:** Comparação do aparelho de distalização molar jones jg com a tração extra-oral. *Am Jorthod Dentofacial Orthop 2000: 49-53.*

21. **Hilgers J:** O aparelho pendular para a terapia de incumprimento da Classe II. *J Clin Orthod 1992 1-15.*

22. **Itoh T, Tokuda T:** Distalização de molares com ímanes de repulsão. *J Clin Orthod 1991: 611-617.*

23. **Jones R, White JM:** Correção rápida de molares de Classe II com um Jig de bobina aberta. *J Clin Orthod1992 : 1-4.*

24.**Kalra V:** O aparelho distalizador de molares K-Loop. *J Clin Orthod 1995 298-301.*

25. Keles A: Uma nova abordagem na distalização de molares maxilares: Distalizador intra-oral de molares corporais. *Am Jorthod Dentofacial Orthop 1989 161-167*

26. **Kinzinger G, Gross U:** Distalização dos molares inferiores com o aparelho Frozat Unilateral. *J Clin Orthod 2004 : 646-651.*

27. **Kinzinger G, Gross U:** Qualidade de ancoragem de molares decíduos versus pré-molares para distalização de molares com um aparelho pendular. *Am Jorthod Dentofacial Orthop 2005: 314-23.*

28. **Klapper L:** O Super Spring II: Um novo aparelho para pacientes de Classe II não-conformes. *J Clin Orthod 1999: 50-54.*

29. **Kyung SH, Hong SG:** Distalização de molares superiores com um mini-parafuso palatino médio. *J Clin Orthod 2003 :586-590.*

30. **Locatelli R, Bednar J, Gianelly A:** Distalização de molares com fio NiTi super elástico. *J Clin Orthod 1992 1- 6.*

31. **Mandurino M, Balducci L:** Distalização assimétrica com um arco transpalatino. *J Clin Orthod 2001 :174-178*

32. **Melsen B, Dalstra M:** Movimento molar distal com o aparelho extrabucal de Kloehn: é estável? *Am Jorthod Dentofacial Orthop 2003: 374-8.*

33.**Nanda R:** Bio-mecânica em ortodontia clínica

34. **Ngantung V, Nanda RS:** Avaliação pós-tratamento do aparelho Distal Jet. *Am Jorthod Dentofacial Orthop 2001: 178-85*

35. **Pieringer M, Droschl H:** Distalização com aparelho de Nance e molas helicoidais. *J Clin Orthod 1997 31:321-326.*

36. Puente M: Correção da classe II com um aparelho de Nance modificado com arestas. *J Clin Orthod 1997 178-182.*

37. Quick AN, Harris AM: Distalização de molares com um aparelho de jato distal modificado. *J Clin Orthod 2000 34:419-423*

38. Reiner T: Aparelho de Nance modificado para distalização unilateral de molares. *J Clin Orthod 1992 1-6.*

39. Ritto K: Splint removível para distalização de molares. *J Clin Orthod 1995: 396-397*

40. Scuzzo G, Pisani F, Takemoto K: Distalização de molares superiores com um aparelho pendular modificado. *J Clin Orthod 1999 645-650.*

41. Scuzzo G, Takemoto K: O aparelho Pendulum Modificado com Braços Removíveis. *J Clin Orthod 2000 244-246.*

42.Walde KC: O Distalizador Molar Simplificado. *J Clin Orthod 2003 :616-619.*

43.VC Oeste. O aparelho de Crickett. *J Clin Orthod 1984 :806-810*

44.William Proffit: Ortodontia Contemporânea *Terceira edição*

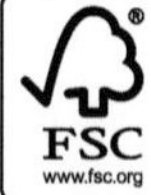

®
FSC
www.fsc.org
MIX
Papier aus verantwortungsvollen Quellen
Paper from responsible sources
FSC® C105338